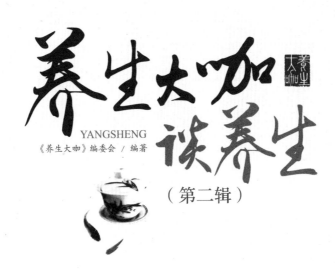

养生大咖

YANGSHENG

《养生大咖》编委会 / 编著

谈养生

（第二辑）

U0333262

浙江科学技术出版社

图书在版编目（CIP）数据

养生大咖谈养生. 第二辑 /《养生大咖》编委会编
著. — 杭州：浙江科学技术出版社，2017.1
ISBN 978-7-5341-7397-4

Ⅰ.①养… Ⅱ.①养… Ⅲ.①养生（中医）-基本知
识 Ⅳ.①R212

中国版本图书馆 CIP 数据核字（2016）第 305869 号

书　　名　养生大咖谈养生（第二辑）
编　著　《养生大咖》编委会

出版发行　**浙江科学技术出版社**
　　　　　杭州市体育场路 347 号　邮政编码：310006
　　　　　办公室电话：0571-85176593
　　　　　销售部电话：0571-85176040
　　　　　网　址：www.zkpress.com
　　　　　E-mail：zkpress@zkpress.com

排　　版　杭州兴邦电子印务有限公司
印　　刷　浙江新华印刷技术有限公司

开　　本　710×1000　1/16　　印　张　10
字　　数　150 000
版　　次　2017 年 1 月第 1 版　　印　次　2017 年 1 月第 1 次印刷
书　　号　ISBN 978-7-5341-7397-4　　定　价　42.00 元

责任编辑　梁　峥　　　　　**责任校对**　张　宁
责任印务　田　文　　　　　**特约编辑**　张　鸣

《养生大咖》编委会

主　　编　万光政　夏志俊

副 主 编　吴文平　王　莉　莫士安

编　　委　陈良江　严志勇　邵珍珍　柴悦颖　余　敏

摄　　影　李　忠　张之冰　步恩撒

序言

最近，听说我们要出《养生大咖谈养生（第二辑）》，办公室的同事深有感触地说："这真是件好事，大咖们的这些养生经真的非常实用，我的睡眠就是照着大咖介绍的方法去做后才慢慢变好的。"

"之前，我睡眠很差。每天晚上八九点哄女儿睡着后，自己就清醒得不行，不是玩手机，就是起来做家务、看电视，弄到半夜才去睡。有一次，我看到养生大咖介绍了一个改善睡眠的方法：每次烧饭时，在大米里放一把五谷杂粮，长期坚持食用就能改善睡眠。"

"我一想，这也不是什么难事，就抱着试试看的想法去做了。每次烧饭时，我就在大米里放一把五谷杂粮，如黑米、玉米、小米、芝麻等等。坚持食用了一年多，没想到，睡眠真的改善了。现在，我的睡眠质量很好，每天晚上9点多女儿睡着了，我也跟着睡着了，一觉睡到大天亮，这在以前是没法想象的。"

《养生大咖谈养生》出版后非常受欢迎，仅一个月后就进行了第二次印刷，我们也收到了很多"感谢分享""简单实用""印刷精美，古色古香，养生书中的一股清流"之类的反馈意见。读者的鼓励给了我们很大的动力，所以决定推出《养生大咖谈养生（第二辑）》，让养生大咖们的养生经验为更多的老百姓所知。

《养生大咖谈养生（第二辑）》同样是《杭州日报》知名栏目"养生大咖"精华内容的汇编，该栏目由《杭州日报》联合浙江省医学学术交流管理中心联合推出。"养生大咖"坚持简单实用、通俗易懂的原则，通过记者采访、名医口述的方式，结合大咖们在某些领域的专长以及他们在生活中积累的养生经验来讲述养生之道。

国家级名中医王永钧、汤金土、何若苹、周维顺、俞景茂、傅萍以及中国工程院院士李兰娟、美国外科学院荣誉院士彭淑牖等是浙江省乃至全国都有名的大咖，他们的独家养生经简单实用，相信你看了一定会有所收获。

《养生大咖谈养生（第二辑）》的出版也得到了胡庆余堂国药号、胡庆余堂名医馆的大力支持，在此一并表示感谢！

《养生大咖》编委会

2016年11月

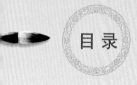

目录

第一章 养生与年轻人无关？错，养生是一生的功课

少女时代吃人参炖鸡温养气血，睡前开电热毯治好风湿

国家级名中医傅萍：女子养肝养心都有讲究 ………………………… 010

一年四季吃萝卜，护肤用乳液不用霜

65岁的余土根皮肤比女孩子还好 ………………………… 016

坚果牛奶养身，书籍音乐养心

头发乌黑、少女身材的美女院长张治芬 ………………………… 020

早餐不吃肥甘厚腻，把肉包换成菜包

市级名中医王小奇有一套醒脾食谱 ………………………… 025

雾霾天如何清肺

呼吸科专家柴秀娟的几款食疗方值得一试 ………………………… 029

父母都是近视眼，如何避免子女也近视

看看眼科专家陈岩夫妇是怎么做的 ………………………… 033

听力不太好怎么办

针灸专家高宏教你一套穴位保健操 ………………………… 037

从不把爬山当作锻炼身体的方式

运动医学及骨伤科专家陆建伟的运动哲学 ………………………… 041

40岁男子的骨密度像80岁的老太太

骨科专家陈锦平：预防骨质疏松可以这么做 ………………………… 045

一口好牙能嚼甘蔗，把脉开方思路清晰

看看百岁名老中医沈子华如何养生 ………………………… 049

第二章　养生正当时——春夏秋冬养生大不同

男伢儿发育前吃吃小公鸡，室内晒太阳一定要开窗

国家级名中医俞景茂的育儿经 ·· 054

吃凉的，喝温的，药茶要根据药性和体质来选用

治未病专家张卫星教你三伏天的养生之道 ······························ 058

夏季养生最直接的方法莫过于食补

张咩庆的食补三原则：多酸多甘，补气祛火，多食蔬果 ········· 062

立秋后补肾，爬五云山减脂

市级名中医吴建在养生上做加法 ·· 066

坚持打太极，自创一套柔身功法；早餐一碗粥，主张食补胜过药补

"太极高手"万晓青的养生经 ·· 071

百病从寒起，寒从脚下生

老年病专家涂毅萍：秋冬季不妨多用中药泡泡脚 ···················· 075

66岁看起来像50岁出头

保健专家许雅萍冬季每天都吃这两样东西 ······························ 079

第三章　慢性病、肿瘤患者如何养生

清晨打太极，傍晚走走路；两餐吃稀饭，不碰腌制品

国家级名中医周维顺这样控制高血压 ······································ 084

乙肝患者不要滥用保健品，养小孩要注意微生态平衡

中国工程院院士李兰娟的护肝经 ·· 088

不吃牛肉少吃盐，冬吃萝卜夏吃姜

国家级名中医、肾病专家王永钧这样护肾 ······························ 092

新房装修完至少通风半年，年轻人远离手机

国家级名中医、血液科专家汤金土这样预防血液病 ················· 097

养生先养心，养心先养德

"国医大师"何任之女、国家级名中医何若苹教你抗肿瘤 ········ 101

30岁前胃养人，30岁后人养胃

市级名中医张志娣教你在饮食中学会防癌 ……………………… 106

不喝桶装水，不吃磨成粉的保健品

来看看乳腺外科医生徐海滨是如何养生的 ……………………… 110

失眠不吃保健品，闲时玩玩具保持童心

省级名中医张永华：我从不过分讲究养生 ……………………… 114

第四章　养生从日常点滴做起——饮食有节，起居有常，知足常乐

84岁高龄，一年还要做150台手术

彭淑牖教授的养生经很简单：不挑食，多锻炼 ………………… 120

不喝菜汤，尽量站着开会，饭后走半小时

中国营养学会副理事长丁钢强教授的养生经 …………………… 124

6岁起爱上书法文墨，72岁时登上玉龙雪山

省级名中医柏超然有双"火眼金睛" ……………………………… 129

浙江省中医院50位骨伤科医生只有1位选择跑步

骨关节病专家童培建：游泳、骑车对关节最好 ………………… 134

可乐瓶灌温水枕脖子，静坐冥想祛邪气

"推拿达人"宋鸿权有副年轻人一样的好腰板 ………………… 138

主食不能弃，暴走不可取，睡前别吃饱

维持代谢健康，学学市级名中医徐伟 …………………………… 142

每天走路一万步，做菜从不放味精

省级名中医马红珍养心养肾的清淡生活 ………………………… 146

少年时打下田径基础，工作后用瑜伽、沙画修养身心

杭州市中医院有位"艺体美女"医生洪郁芝 …………………… 150

养花种草打坐练字，要想长寿就要活得清虚静泰

傅华洲把业余时间都留给精神修养 ……………………………… 154

第一章

YANGSHENG

养生与年轻人无关？错，养生是一生的功课

女子养肝养心都有讲究
国家级名中医傅萍：

睡前开电热毯治好风湿
温养气血，
少女时代吃人参炖鸡

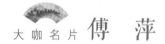

大咖名片 **傅　萍**

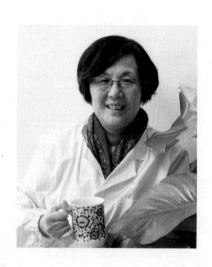

　　杭州市中医院主任医师、二级教授，浙江中医药大学硕士生导师，浙江省名中医，第五批全国老中医药专家学术经验继承工作指导老师，国家中医药管理局重点学科带头人，卫生部临床重点专科带头人。

　　从事中医妇科工作40余年，在省内外有较大的学术影响。作为江南久负盛名的"何氏女科"外姓传人，深得"何氏女科"精华要旨，在继承"何氏女科"独特经验及总结个人临床体会的基础上有独特的学术见解。

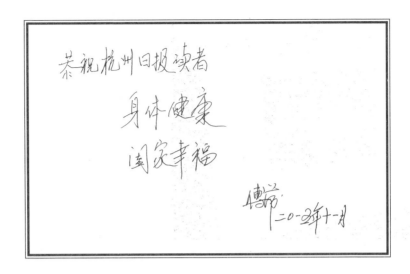

恭祝杭州日报读者
身体健康
阖家幸福
傅萍
二〇一三年十一月

国家级名中医傅萍是杭州市中医院中妇科主任医师，作为妇科专家，她平时是怎么保养的？她说："女子以肝为先天，养肝先养心。"

如何养肝呢？傅萍的经验是，从少女时代就开始吃人参炖老母鸡，做到不熬夜、不晚起。那么又如何养心呢？有爱好，有闺密，有率性，适当的时候放下工作说走就走。傅萍教授说，她有七八个高中同学，都是闺密，大家在微信群里谈天说地，有空就相约去梅家坞喝茶或旅游，这就是最好的养生。

遗传父亲的乐观和活力

傅萍教授平时爱笑，是个乐天派，她说，这都是从小受爸爸影响形成的性格。

"我父亲参加过抗日战争和解放战争，在解放战争中负过重伤，那时，他身上中了4颗子弹，从此以后，他的左腿就比右腿短了4厘米。不过，他从没耿耿于怀于自己的伤痛，总是告诉我们，他的战友在20多岁时就牺牲了，自己能活到现在，就已经很知足了。"傅萍说，父亲在80岁以前，年年都要参加冬泳，还几次横渡钱塘江，尽管他的一个膝关节已经强直，照样能靠一条腿奋力划水，平时还天天拄着拐杖走西湖、爬孤山。

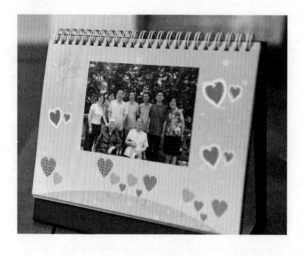

"去年他生了一场很重的肝病，当时身边的亲戚朋友都担心得要命，他却依然保持着乐观的心态。今年8月父亲去世，享年92岁。"傅萍说，父亲走之前的那天晚上还唱起了《新四军军歌》，和医护人员讲的最后一句话是"谢谢你们，祝你们健康平安"。

"受爸爸的影响，我们家三兄妹都生性乐观，喜爱运动，经常一起去横渡钱塘江。现在因为工作太忙，有空我就去走路，哪怕是在家看电视，我也会在房间里走走。"傅萍说，很多人喜欢去健身房，但她觉得那里空气不太好，还不如去接触大自然，所以每个星期天下午，她都会去西湖边逛逛。另外，她很喜欢旅游，曾经和先生、哥哥、弟弟一起去过美国、德国、俄罗斯等国家，还去过西藏、青海、新疆等地。她说，多看看外面的世界，自然就会心旷神怡。

她有时候也会放下工作，来一次说走就走的旅行。平时，她和自己带的研究生们打成一片，还建了"傅老师的儿女们"微信群。傅萍说，她从年轻人身上学会了许多新事物，现在出门还会用滴滴打车呢。

冬季吃参不分贵贱

傅萍的专家门诊很忙，有时上午坐门诊，要到下午1点左右才能吃上午饭。不过即使午饭吃得再晚，晚饭也要在晚上8点以前吃完，简单而清淡。她爱吃北方的白萝卜，经常会做萝卜炖仔排、萝卜炖豆腐，吃了可以帮助消化，还可以消脂。平时在家里她从不起大油锅，做鳊鱼和鲈鱼时，她会在鱼身上放两片火腿，倒些酒清蒸；蔬菜也从来不炒，水烧开后放进去煮熟就吃。

"我不喜欢吃猪、牛、羊肉，也不喜欢吃鸡，喜欢吃蔬菜、鱼、五谷杂粮。另外，早晚一定会喝杯冷藏的原味酸奶，低脂又帮助消化。"傅萍说，她很喜欢吃薏米，经常将薏米和绿豆、红枣、百合、莲子一起炖煮，一个礼拜总会吃一两次。"薏米和绿豆可以排毒排湿，适合一年四季吃，冬天可以多放一些红枣，夏天可以多放一些绿豆。"

平时在单位食堂，午饭她会选择苦瓜、豆腐、西蓝花等菜，再加100克米饭。早饭在家里吃，她会吃些小核桃、大核桃、酸奶、小米粥等。

每到立冬，傅萍会买一些野山参，炖好以后放在冰箱里，每天早上起床后倒些出来，兑点开水空腹喝，慢慢地连参带水一起吃掉。"人参的价格差异很大，从几十元到一万多元都有，

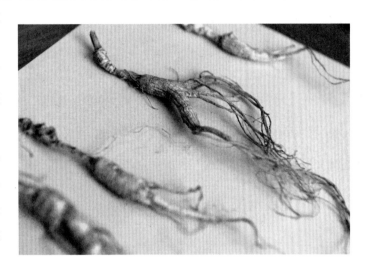

效果都可以，但一定要去正规的大药房买。选参也有讲究，纹理紧密的参年份比较长，相对更好。"傅萍说，普通老百姓可以选择12～15年的小野山参，俗称"小捻子"，一支炖好后可以吃上四五天，效果也不错。

都说女子以肝为先天，傅萍吃参这个习惯和她少女时代的经历有关。"还记得那时候妈妈经常给我吃老母鸡，里面放点别直参、桂圆、红枣一起炖煮，每年冬天要吃四五只，一吃就吃了五六年。建议家长给女孩子多吃些老母鸡，过了15岁再放参，这样可以温养气血。"

睡觉前开电热毯祛除湿气

冬天，有的姑娘喜欢穿短裙，露出长长的美腿。傅萍最反对小姑娘大冬天露膝盖，她认为这样会为身体埋下健康的隐患。她说，腿和膝盖受凉会让寒邪入侵，年轻时可能察觉不出来，但中年以后很可能会出现腰腿痛的

毛病。

也有的女性喜欢在冬天穿加绒的紧身裤，傅萍觉得这样也不好，因为这种裤子太紧身、不透气，穿着容易得妇科病。

"我有腰痛的毛病，20岁时拍片子发现有点风湿，当时没怎么去管，后来痛得不行，又没有时间做理疗，就自己琢磨出了一个小秘诀——睡前开电热毯。"傅萍说，一般她每天晚上10点半睡觉，但7点多就会开电热毯，开到10点左右关掉，这样躺进被窝里就暖洋洋的。俗话说"不通则痛"，寒湿阻滞气血，就会出现疼痛，而电热毯的温度正好能祛除我们体内的寒湿。"这个方法我已经用了七八年，现在腰痛也好了。"

傅萍把这个方法介绍给了许多亲朋好友，大家都反映效果不错。她说，这其实就是在家做理疗。

"许多人患上了风湿，这可能是扁桃体炎引起的，因为扁桃体里面的细菌会引起风湿热。因此从源头上来说，要预防感冒，不要让扁桃体发炎。"傅萍提醒。

大咖口述　痛经熏艾条，备孕别着急

平时坐门诊时，有许多姑娘来看月经失调，还有不少准备考研的女生因垂体功能紊乱出现闭经，其实只要改掉熬夜的习惯就会好转。我一年到头难

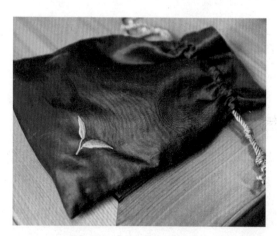

得熬夜，每天晚上10点半一到，大脑就自动进入睡眠模式，雷打不动，一直要睡到早上6点半到7点才起床。

有人问我，痛经怎么办？吃些生姜红糖水就不错。从中医上来说，痛经是寒湿排得不畅引起的，来例假的头天和第二天，拿根艾条，在小肚子上按顺时针方向熏个10～20分钟，就能缓解

疼痛。

现在来中医妇科看不孕不育的人也很多，有些人备孕两三个月，一看别人怀上了自己还没动静，就急着想去做试管婴儿，其实3个月的自然怀孕率只有30%，只要心情放松，稍做调理，就能很快怀上宝宝。

来我们医院保胎的人也很多，现在因为工作压力和环境因素的影响，60%的女性怀孕后需要保胎，但关键是要看胚胎好不好，胚胎不好就不应该盲目保胎。我们提倡孕前调理，首先，饮食上要健康，不吃反季节食物；其次，尽量减少熬夜和应酬，不要碰烟酒，男性也同样要注意。孕前3个月，夫妻可以经常去空气好的地方洗洗肺，还要避免住在刚装修完的新房里，以防甲醛超标导致孕期胎停。

护肤用乳液不用霜

一年四季吃萝卜,

65岁的余土根皮肤比女孩子还好

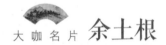

大咖名片 余土根

浙江省中医院皮肤科主任医师、国家二级教授、硕士生导师,享受政府特殊津贴专家,省重点学科中西医结合皮肤病学科带头人。从事医学临床、教学、科研工作40余年,曾先后10余次到国外讲学和交流。长期从事中西医结合治疗皮肤色素病及变态反应性皮肤病的研究,主持和参与完成相关课题30余项,获得各类科技成果奖21项,在国家一级及核心刊物上发表论文50余篇,出版专著4本。

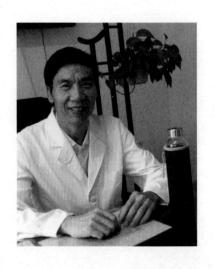

今年 65 岁的余土根教授是浙江省中医院皮肤科主任医师。他 16 岁开始从军当卫生员，1978 年毕业于浙江医科大学，工作后又在浙江中医学院"西学中" 3 年。别看他平时工作忙忙碌碌，生活没有规律，皮肤却白里透红、光滑不长斑，让许多女孩子都很羡慕。

祝杭报读者
天天快乐，天天吃萝卜，
知足常乐！ 余土根

许多人好奇余主任的肤色，纷纷向他请教护肤经，他说，几十年来，他在饮食、运动、保养方面绝不偷懒：办公室里备一把木梳，没事就梳头活血；午饭从不吃食堂，自己带便当；天天用枸杞子、黄芪、黄精泡茶喝，并将萝卜当参吃；洗完脸不偷懒，3 分钟内必擦保湿乳液。

天天吃萝卜祛湿化痰

余主任坐专家门诊时，一天最多要看 200 多个病人。工作强度大，容易让人气虚、没力气，自然精气神就不好。别的医生会泡一杯茶提提神，可余主任不同，他不用茶叶，而是用枸杞子、黄芪、黄精泡水当茶喝。

"枸杞子、黄芪、黄精，这三样少一样都不行，我每天要喝两大杯（一杯 500 毫升），坚持喝了 15 年。"余主任说，夏天，他还会在茶里加一点西洋参，这几种中药材可以补气、补肾、明目，不管男女，效果都特别好。

采访了许多名中医，大家都有一个共同的习惯，那就是吃参。不过人参并不是人人都可以吃的，比如湿气重的、脾胃不好的人，就不适合吃人参。怎么办？余主任说，他的办法是吃萝卜。

"萝卜与人参长相相似，作用却不同。"余主任说，萝卜不但可以消食化积，还可以祛湿化痰，适合脾虚痰湿体质的老年人服用，更适合一年四季吃。

市面上的萝卜品种繁多，有红萝卜、白萝卜等，但在余主任眼里，各种萝卜的效果都一样，关键是要坚持长期食用。

"平时，我会烧仔排炖萝卜、清蒸萝卜等，每周要吃上三四次。清蒸萝卜很淡，我就蘸着酱油吃，味道也很好。"余主任说，食堂或饭店里的菜都是重油重糖的，他从来不吃，几十年来，他都是自己在家里做好饭菜带到单位里吃，萝卜就是便当盒里的常客。

打球、走路、种菜、养花，都是他的爱好

余主任看上去很年轻，这跟他爱好运动有关，比如每周有两个晚上，他都要去社区报到，和乒乓球友切磋球技。去年，余主任代表浙江省中西医结合皮肤性病学会参加省科技协会举办的乒乓球比赛，获得了第八名。

"有些人喜欢游泳，我觉得游泳和乒乓球这两项运动都不错，适合年纪大的人。"为了打乒乓球，余主任加入了社区乒乓球俱乐部，还专门去体育用品市场购买了专业的乒乓球拍、运动衣和运动鞋。"我的球拍是进口的，花了 1500 多元。"

除了打乒乓球以外，余主任每天还要走半小时。别人去户外走，他买了台跑步机，天天晚上在家里走。运动的最大好处就是在锻炼身体的同时还锻炼了思维。

余主任家的阳台上种着丝瓜、黄瓜、胡萝卜，还有各式各样的花草，闲时弄弄花草和蔬菜，对于向往田园生活的人来说，是最幸福的事。但余主任很忙，什么时候才有空打理呢？他笑笑说，别人白天忙活，他喜欢在夜里打理。

每天晚上 11 点，是余主任的私人时间，这时，他会给花草和蔬菜浇浇水、松松土、抓抓虫，让自己的心情彻底放松。到了 12 点，他才会上床睡觉，和别人不同，他喜欢开着电视、听着音乐入睡，再听着音乐醒来。

"早晨我一般 5 点半起床，但中午 12 点到 1 点一定要睡午觉，双休日也不例外。"余主任说，中午不睡，下午工作时就像疲劳驾驶，所以这个习惯他雷打不动。

按摩、保湿，一样也不能少

论护肤，恐怕许多女孩子都不如余主任做得好。病人来问他怎么护肤，

他都会建议晚上早点睡："晚上 9 点半到 10 点，是皮肤呼吸的时候，这个点睡的觉才是美容觉。"

除了早睡以外，按摩也很重要，不过余主任按摩的不是脸，而是头皮。不管在家里还是在办公室，他都备着木梳，早晚梳头 50 下，可以活血、促进睡眠，皮肤自然也会更好。

要想皮肤好，还需要用护肤品来保湿。

"护肤品不能含有防腐剂、色素、香精等，一般我都会买大牌的药妆，而且只涂乳液，不用霜，因为霜剂太厚，乳液容易吸收。同时要根据自己的肤质来选择护肤品的种类，夏天不要用油性护肤品。"

余主任说，怎么涂乳液也有讲究。早晚都要用热水洗脸，让毛孔充分张开，脸洗好擦干以后，在 3 分钟内涂上乳液。

许多女孩子脸上容易长斑，余主任认为，长斑多为肝气郁结所致，如果做到不熬夜、少晒太阳、多吃绿色蔬菜、心情舒畅，斑点自然就会变淡。

大咖口述　防晒霜须提前半小时涂

皮肤病有 2700 多种，女性最多见的就是黄褐斑和痤疮，它们偏好肝气郁结、肾虚型的女性；脾气暴躁的女性，脸上也容易长斑。

夏天，日光暴晒可以增强黑色素合成酶的活性，因此防晒是防斑最重要的一步。有些人临出门时才涂防晒霜，这样没用，不管是防晒霜、BB 霜还是隔离霜，都要在出门前半小时涂抹。此外，还要戴上帽子或撑把遮阳伞，这样能挡住 60% ～ 70% 的紫外线。

现在许多爱美女性会去打水光针，我认为作用不大，如果脸上的斑点特别多，建议到医院诊断后再做治疗。还有的女性想打美白针，其实这些美白针就是一些具有保肝、护肝、止血作用的药物，注射后可以抑制参与黑色素合成的酪氨酸酶的活性，临床上用于治疗雀斑、黄褐斑等，注射前最好去咨询一下专业医生。

面膜是女孩子的必备护肤品，但许多美白面膜都含有荧光剂，若要敷，我建议使用医用面膜。

美女院长张治芬
头发乌黑、少女身材的
书籍音乐养心
坚果牛奶养身，

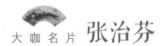

大咖名片 **张治芬**

杭州市第一人民医院副院长；现任杭州市妇产科医院（杭州市妇幼保健院）院长。主持国家自然科学基金等科研项目23项，取得了多项科研成果，获浙江省科学技术奖及浙江省医药卫生科技创新奖各1项。迄今已在国内外核心期刊上发表论文30多篇，主编、参编妇产科专业著作7部。

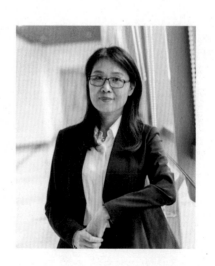

人到中年，职场和家庭的双重重担容易让女性失去娇美的容颜和豁达的气质。有这样一位女性，始终用她独特的养生经修炼着自己的外在和内心，虽然人到中年，却依然活得美丽和精彩，她就是杭州市妇产科医院院长张治芬教授。

祝杭报读者

健康 快乐 平安 幸福

张治芬

张院平时爱吃坚果，爱喝牛奶，50 多岁的她，一头长发依然乌黑靓丽。她说，没有不好的食物，只有不好的膳食，要从食物里学会"养身"。从 1987 年开始，每年的元旦下午，她都会准时收看维也纳新年音乐会，这个习惯已坚持至今；爱音乐的她，还让女儿教她弹钢琴；每次出差，她都会在机场的书店流连忘返，这些都被她笑称为"养心"。

看书和听音乐是她的最爱

与张院约好见面，她的一身职业装和一头黑发让人印象颇深。55 岁的她，皮肤紧致，妆容淡雅，气质出众，让人羡慕。医院的同事说，张院是个特别坦诚、直爽的领导。张院对自己的评价也很中肯：阳光、正面、不算计，还挺容易满足。

"你问我为什么会保持这样的性格？因为这样不容易得病。"张院哈哈一笑。

闲暇时，张院有两项众人皆知的爱好，一是看书，二是听音乐。一有时间，她就会钻进书堆里看书，开心也看，不开心也看。她爱看曾国藩的，也爱看张爱玲的，还喜欢看各类医学专业书籍，涉猎广泛。

"我很喜欢买书，平时工作忙，我就利用出差的机会在机场书店里买书看。有时候一下飞机，第一件事就是奔书店。"张院说，读书让人享受，还可以让人忘记烦恼，所以她不开心的时候就会看看小说，一个人静思默想，即所谓"腹有诗书气自华"。

人前，张院特别不拘小节，对不满意的事她会马上说出来，而且对事不对人。她说，她喜欢交阳光、正直、积极向上的朋友。

"了解我的人都知道，我平时不健身，不做美容，不敷面膜，不爱逛街，我的快乐养生法就来自音乐、旅游和读书。"张院说，她去过三四十个国家，几乎跑遍了五大洲，最喜欢自由行和收集唱片，希望3年后从院长岗位上退下来时，能和一帮好友去游历欧洲。

"从1987年开始，每年元旦的下午6点，我都会准时坐在电视机前，收看中央电视台音乐台播放的维也纳新年音乐会，希望有一天，我能买票去现场听。"张院说，如今，自己已经收集了几千张各国的古典音乐CD。爱音乐的她，还让26岁的女儿教自己弹钢琴，以圆自己的音乐梦。

用坚果代替虫草燕窝

张院皮肤白皙，又少有细纹，别人见到她，都以为她常吃补品。

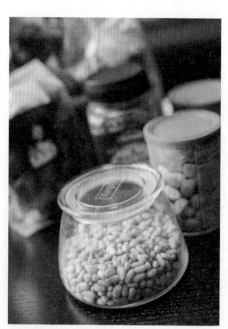

"其实大家都错了，我不吃山珍海味、虫草燕窝，甚至连黄鳝、泥鳅也不爱吃。如果说有什么保养皮肤的秘诀，那就是多吃坚果。"张院的办公室和包里，常年放着各式各样的坚果。一日三餐，她强调要饮食均衡，早餐吃牛奶、鸡蛋、馒头，到了上午10点多，会吃些点心。以前，她最爱吃曲奇饼干和糖果，后来觉得不太健康，就改为坚果和牛奶。

"坚果的种类很多，有花生、杏仁、腰果、瓜子等，我都爱吃，不过我现在只买原味的。椒盐味、奶油味、核桃味的坚果，因为里面含有太多的盐，吃了反而不利于身体健康。"张院说，如今医学上有种说法，高盐饮食会引起身体的炎症反应，所以她特别注意控制盐分的摄入。

坚果容易饱腹，每次吃，张院都控制在 20 颗左右。晚上，因为经常要写文章、做 PPT，张院会吃点面包，不过为了控制碳水化合物的摄入，现在她把面包改成了苹果。

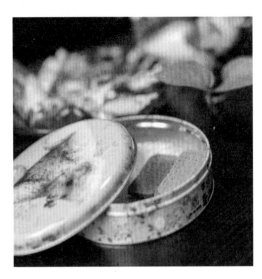

"对于平时的正餐，我一般不太讲究，红烧肉、肉饼蒸蛋我都爱吃。双休日，我还喜欢在家里和女儿一起做巧克力、曲奇饼等，头天晚上将黄油、面粉、酵母一起放进面包机，第二天就做好了。不过下午茶吃了这些，晚饭我就不吃米饭等主食了。"张院说，除此之外，她还是个咖啡爱好者，周末吃完午饭，就会和女儿一起喝杯现磨咖啡，还会把咖啡渣倒在盘子里放在客厅，闻闻一屋子的咖啡香。"我知道许多人都爱咖啡，我在医院里也推广了咖啡文化，目前一体化病房都备有咖啡机，来陪伴的家属享受着咖啡的芬芳，内心一定会很愉悦。"

将牛奶减到每天 500 毫升

人到中年，白头发本该越来越多，可是张院的头发好像逆生长，不烫不染，根根乌黑。

"我爸爸今年 89 岁，我哥哥今年 64 岁，几乎都没什么白头发，这可能和遗传有关吧。"张院说，她特别爱喝牛奶，以前每天要喝 1 升鲜奶，直到去德国留学，听一位澳大利亚教授说，牛奶里的脂肪酸对人体不太好，她才开始减少喝奶量。

如今，张院每天喝 500 毫升牛奶，其中也包括酸奶，而且她只买 7 天保质期的冷藏鲜牛奶，还经常用牛奶泡麦片和刀切馒头吃。

"我爱喝咖啡，虽然清咖啡好喝，但我每次喝咖啡时一定会加些牛奶。"张院说，女性容易得骨质疏松，牛奶里含有大量钙，在咖啡中加入牛奶后不仅对骨骼好，还能保护胃肠道。

平时，张院一般在晚上 11 点半左右睡觉，因为自己的睡眠质量不太好，容易早醒，所以她从不熬夜。中午，她也会在沙发上躺平午睡半小时，美其名曰"让脑袋充充血"。

面对围绝经期综合征，她绝不靠补品解决，特别是磨成粉、打成浆的保健品，因为里面添加的成分不明，她从来不碰。

围绝经期女性别错过雌激素补充的"窗口期"

大咖口述

我是内分泌科医生，平时经常与围绝经期综合征病人打交道。从 51 岁开始，我自己也有了围绝经期的各种症状，如骨头痛、潮热、出汗、情绪不好，从那时开始，我给自己补充雌激素和孕激素，每天睡前吃一颗药，两种激素一起补充，既可以保护心血管，又能阻止身材变形。

女性的衰老主要是从围绝经期开始的，这个时候卵巢功能逐渐消失，体内的雌激素水平迅速下降，如果在这个特殊时期适当补充一些雌激素，有助于延缓衰老的发生，这是我带领团队经过一年的理论研究与动物实验发现的机制。

围绝经期女性进行雌激素补充有个"窗口期"：从卵巢功能开始减退到绝经的 10 年内或在 60 岁之内，越早开始补充雌激素效果越好。许多人害怕补充雌激素会增加乳腺癌的罹患率，其实，只要在专科医生的指导下联合孕激素一起补充，就不会出现这些问题。

不过雌激素的补充治疗也不是人人适合，女性属于下面几种情况就不宜进行雌激素的补充治疗：怀疑或已经明确处于妊娠期；有不明原因的阴道出血；患有与雌激素相关的乳腺癌、子宫内膜癌、宫颈癌等；6 个月内出现过静脉、动脉栓塞；有肝肾功能障碍的围绝经期女性。

早餐不吃肥甘厚腻，
把肉包换成菜包

市级名中医王小奇有一套醒脾食谱

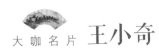

大咖名片 王小奇

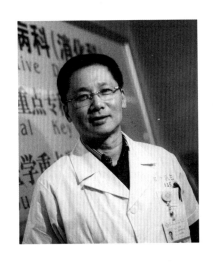

　　杭州市中医院脾胃病科主任医师，市级名中医，浙江省中西医结合学会消化专业委员会委员。擅长中西医结合治疗消化系统疾病，熟练开展胃镜下的消化系统疾病的介入治疗。

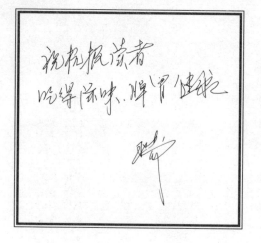
祝杭报读者
吃得滋味，脾胃健化

早餐应该吃烧饼、油条还是鸡蛋、包子？脾胃功能不好的人怎么喝粥？市级名中医、杭州市中医院脾胃病科主任医师王小奇是专门研究消化系统疾病的，一听是来问养生经的，他毫不讳言自己也有"三高"问题。为了控制疾病、改善体质，他经常调整自己的饮食习惯，摸索出一套醒脾食谱。

"肾是先天之本，脾胃是后天之本。"王主任说，除了呼吸系统疾病以外，其他疾病大多是吃出来的，因为胃肠道不好对人的损伤最大。为了降低血压和血脂，他把肉包换成了菜包，夏天喝绿茶，冬天喝红茶，还会根据不同时节喝点养生粥。

早餐吃菜包，弃肥甘厚腻

生活条件好了，美食的种类也越来越多，对于一日三餐，许多人开始随意起来。

"老话说'早餐吃饱，午餐吃好，晚餐吃少'，但是能做到的人很少。大多数年轻人不吃早餐，到了晚上却开始大吃大喝，小龙虾、烧烤样样来，这样很容易因为胆汁淤积患上胆结石和胆囊炎。"王主任说，脾胃病科的不少患者都是20岁出头的年轻人，平时几乎不吃早餐，但喜欢吃夜宵、喝啤酒。

从中医理论上来说，早上要醒脾，所以一定要吃早餐，但不适宜吃肥甘厚腻的食物。许多人喜欢的烧饼油条，因为不易消化又油腻，王主任自己就很少吃。

最好的醒脾食物就是粥，而且粥容易吸收，八宝粥、皮蛋粥、杂粮粥，都可以吃。但是煮粥需要时间，王主任每天一早就要上班，时间来不及，就会买一个包子在路上吃。以前他喜欢吃肉包，后来因为血压高，就把肉包换成了菜包。"对于年轻人来说，粥不耐饥，可以加点干的食物，比如包子和鸡蛋。"

许多人爱吃荷包蛋，王主任说，肠胃功能弱的人最好将荷包蛋改成白煮蛋，这样不油腻，营养也有保证，但鸡蛋中的蛋白质不容易消化，最好能配上稀饭、糕点、包子等一起吃。

咖啡不加伴侣，夏天喝绿茶

"许多人爱喝现磨豆浆或豆奶，但我很少喝，因为喝了容易胀气，加上其中含有植物雌激素，我也不建议给孩子喝。"王主任说，大便正常的人可以喝牛奶，乳糖不耐受的人可以喝酸奶，以增加早餐的丰富性。不过他和别人不同，早餐的饮品是一杯咖啡。

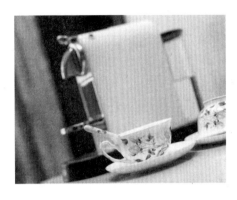

王主任办公室里的宝贝很多，最醒目的就是一台胶囊咖啡机，这是他四五年前买的。他办公桌的抽屉里有一大盒胶囊咖啡，还有一大包从国外带回来的袋装咖啡，已经喝掉了不少。

"咖啡可以提神，不过我只加糖，不加伴侣。"王主任说。一杯咖啡喝完，他还会泡上一杯茶，夏天用绿茶，冬天用红茶。

别人泡茶用玻璃杯，而王主任喜欢用浅口陶瓷杯，然后在茶里加一些玫瑰花和菊花，杯底下用蜡烛加热，这样香味可以在瞬间散发，茶叶也不易发黄。周末的下午，他还会配上糕点、水果和坚果，很小资地喝个下午茶，以放飞心情。

在王主任的柜子里有龙井和余杭径山茶，还有斯里兰卡产的红茶和九曲红梅。"我在外面开会时，如果喝到好茶，就会想办法买一些带回来。本地用龙井制成的红茶也很不错，我很爱喝。"

用山药薏米粥祛湿养胃

快餐时代，似乎人人都有胃病，在王主任的脾胃病科门诊里，浅表性胃炎、胃食管反流、胃癌前病变的患者特别多。

"慢性胃病很难治好，一般有几十年病史的人，做个胃镜检查都能发现问题。"王主任说，胃镜检查只能发现消化系统的器质性病变，很多人胃不好，大多属于功能性问题。

难道得了胃病就要忌口吗？王主任摇摇头说，未必。他主张吃自己喜欢的、适合自己的食物，但要新鲜、适量，比如螃蟹，再喜欢也不要一下子吃两三只，浅尝即可。

胃不好的人喝粥最合适，海鲜粥、瘦肉粥、五谷杂粮粥等都很好。王主任煮粥时一般会放点山药、薏米、红枣之类的东西，可以祛湿养胃，还适合一年四季吃。夏天天热，可以在粥里放些绿豆、莲子，胃不寒的人还可以加入莲心。有些人餐后血糖高，那么粥里最好不要放糖。"老胃病患者多有肝瘀、气滞，他们通常需要进行中药调理，达到疏肝理气、活血化瘀、和胃降逆的目的。"

都说面食养胃，除了粥以外，一日三餐还可以吃些包子、面条。王主任说，如果吃米饭，最好煮得松软一些；菜要新鲜，尽量少吃笋干、腌菜等。

大咖口述

糖尿病患者要绝对忌酒

我自己有高血压，每天早晨要吃一颗降压药，这么多年来，血压一直控制在130/80毫米汞柱以内。为了控制"三高"，我一般吃得很简单，平时也很少应酬；外面的菜重油重糖，而且容易吃多，所以我很少下馆子。

有人说酒量可以练出来，这是没有科学依据的。酒精对胃肠道有害，对胰腺和肝脏的影响更大，糖尿病患者本来就有胰腺功能障碍，所以要绝对忌酒。

身体健康的人可以少量饮酒，以扩张心血管、促进活血。老外认为红葡萄酒最好，我倒觉得不必太过局限，只要掌握适度原则即可。最近我爱上了冰酒，它是餐后酒，味道比较甜，少喝一些可以活血，还可以增添生活情趣。

年纪大了，睡眠时间会变短，我也一样。每天晚上，我都11点睡觉，睡前会服用半颗到一颗安眠药，第二天早上5点半左右起床，6点20分出门上班。因为晚上的睡眠时间较短，所以中午要睡个午觉，哪怕闭眼休息十几分钟也好，这样可以补充精力。

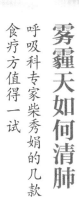

雾霾天如何清肺

呼吸科专家柴秀娟的几款

食疗方值得一试

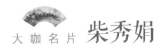 大咖名片 **柴秀娟**

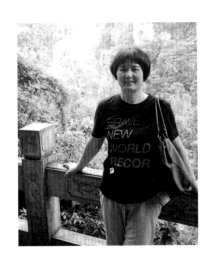

省级中青年名中医，浙江省立同德医院呼吸内科主任中医师，浙江省中西医结合学会呼吸病专业委员会委员，浙江省抗癌协会康复与姑息专业委员会委员，从事中西医结合治疗呼吸系统疾病近30年。

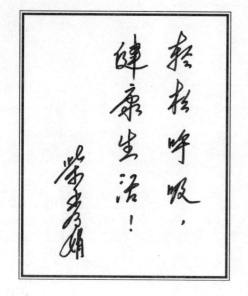

轻松呼吸，
健康生活！
柴秀娟

根据五行理论，天地有五行，人有五脏，而五脏亦配合五行。其实，五行除了代表我们熟悉的五种物质，即木、火、土、金、水之外，也代表了五脏，即肝、心、脾、肺、肾，同时可引申出五色，即青、赤、黄、白、黑。不同的颜色对应的器官不同，功效也不同，如红色食物养心、黄色食物养脾、青色食物养肝、黑色食物养肾、白色食物养肺。

随着雾霾天气的增多，大家越来越关注如何清肺。日常生活中常见的白色食物，如白萝卜、山药、荸荠、银耳、莲藕等，是不是都能清肺呢？浙江省立同德医院呼吸内科主任中医师柴秀娟对此做了肯定的回答，她自己平时也爱喝白萝卜汁。

白萝卜：可化痰、排毒

"我平时经常喝萝卜汤，将白萝卜切碎，不放盐，煮成半杯水，每天喝一次。"柴秀娟说，喝萝卜汤可以化痰、排毒，增强气管内的纤毛运动，有利于将气道内的脏东西排出来。

白萝卜富含粗蛋白、多种氨基酸、矿物质、维生素 C 等，具有养肺的作用。特别是当孕妇感冒时，如何用药一直是个大难题，而白萝卜治疗孕妇感冒特别灵。中医认为，萝卜具有健胃消食、清热解毒、灭菌消炎、顺气解郁、止咳化痰、润肺利肝的功效，最关键的是它不像感冒药那样有副作用。

那么，到底怎么吃才能治疗感冒呢？对于早孕反应消失的孕妇或者怀孕后期的孕妇，可以生吃白萝卜，但是要适量服用，也可以加少量蜂蜜蘸着吃，以提升口感。当然，也可以将白萝卜切一段，隔水蒸熟后服用，这样不但能治疗感冒，还能滋润胃肠道。

有些人问，孕妇能不能喝生萝卜汁？柴秀娟认为，生萝卜汁促进胃肠蠕动的作用太强了，容易引起胃肠不适，最好往里面加点蜂蜜再服用。

山药：可治小儿反复感冒

山药可以祛湿化痰，从而达到润肺的功效。当然，山药的妙用不仅如此，它还能提高人体免疫力，治疗小儿反复感冒。具体做法为：取山药500克、焦山楂150克，磨成粉后装罐，食用时取一到两勺，加少量水煮熟即可，其口感黏稠如藕粉。当然，餐前服用效果更好。

"山药汁具有健脾胃、润肺气、补正气的作用，适合免疫力低下、容易反复感冒的人群，如小儿、年老体弱者及慢性病患者等。"柴秀娟说。

荸荠：推荐一款五汁饮

荸荠是蔬菜中的"全能王"，主要入肺经，具有非常好的清热、化痰、消积的作用。

中医所说的"积"，是指堆积在人体内的代谢物垃圾，这些垃圾会堵塞血管，轻者变成各种息肉、囊肿，重者就会变成肿瘤。荸荠能很好地清理肺部垃圾，起到消积的作用；治疗肿瘤主要靠"泻"，所以对肺癌特别有效。另外，荸荠是寒性食物，有较强的排毒祛邪作用。

柴秀娟推荐了一款荸荠的食用方法——五汁饮。它口味清淡，具有生津止渴、润肺止咳、清热解暑的作用。具体做法为：梨汁30毫升，荸荠汁、藕汁各20毫升，麦冬汁10毫升，鲜芦根汁25毫升，将5种汁放入锅内，加水适量，置大火上烧沸，改小火煮30分钟，待凉后代茶饮。

银耳：可增强对放化疗的耐受力

银耳性平，味甘、淡，无毒，既有补脾开胃的功效，又有益气清肠、滋阴润肺的作用,还能增强人体免疫力,增强肿瘤患者对放化疗的耐受力。此外,银耳富有天然植物性胶质，是良好的润肤食物。

一般食用银耳的方法是煲汤，但购买时要避免选择硫黄熏制作假的银耳。试尝银耳时，如果有刺激性的味道，证明其是用硫黄熏制作假的，切勿选购。做银耳粥时，先将银耳泡发，去根切碎,待米粥开锅后再加入,煮 20 分钟左右,至半溶化的黏腻状态最好。银耳还可与雪梨同炖，制成银耳雪梨汤。

莲藕：生熟都能吃，且老少皆宜

鲜莲藕中含有高达 20% 的碳水化合物，蛋白质、维生素、矿物质的含量也很丰富，所以既可以当水果吃，又是烹饪的佳肴；若用糖腌制成蜜饯，或制成藕粉，更是别有风味。

莲藕生食，能清热润肺、凉血行瘀；熟吃，可健脾开胃、止泻固精。老年人常吃藕，可以调中开胃、益血补髓、安神健脑，具延年益寿之功；妇女产后忌食生冷，唯独不忌藕，因为它能消瘀；对于肺结核患者，藕有清肺止血的功效，最宜食用。

大咖口述 冬天出门，建议戴个口罩

柴秀娟建议，冬天出门要戴个口罩，不要让口鼻和冷风直接接触。

"冬天出门的时候，围上围巾，戴个口罩，既可以挡灰尘，又可以挡冷风，使气道保持温润。"她说，冷空气直接进入气道，会使气道发生痉挛。有的人觉得戴口罩不舒服，其实戴个三五分钟，让气道有个适应的过程就可以了。

如果出门时忘了戴口罩，用手捂一捂嘴巴也是好的。

同样，盛夏季节，从外面进入空调房间时，也不要大口大口地呼吸冷气，这样容易使气道受伤。

父母都是近视眼，如何避免子女也近视

看看眼科专家陈岩夫妇是怎么做的

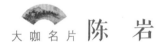

大咖名片 **陈 岩**

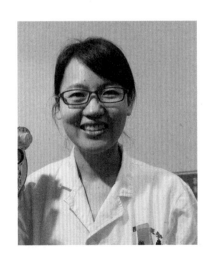

浙江省眼科医院视光中心副主任，国际角膜塑形学会亚洲分会（IAOA）成员。

有"眼力"才会有"远见".

小眼睛里有大爱

陈岩

现代社会，近视患者越来越多，很多人都是近视眼，甚至是高度近视。都说近视是会遗传的，当这些近视患者有了子女之后，就会担心孩子也会早早发生近视，以至于小小的脸上架着一副大大的眼镜。

陈岩和其丈夫郑斌都是眼科专家，也是浙江省眼科医院的医生，而且都是近视眼。大家一起来看看，他们是如何让两个女儿从小开始养眼而远离近视的，或许你会从中得到一些启发。

爱吃甜食会影响孩子的视力

陈岩有两个女儿：大女儿嘻嘻9岁，马上要读三年级了；小女儿哈哈才1岁半。

嘻嘻活泼好动，平时非常喜欢看书。这两年，嘻嘻身边的很多同学都已经近视了，但她的视力目前还是很好的，有1.2。

"我和她爸都是近视眼，按照遗传规律，她以后患近视的概率蛮大，但我们尽量避免其早期发生。"陈岩说，当嘻嘻三四岁时，她就经常带她到医院"参观"，看看患近视的小朋友，尤其是逐渐变成高度近视的大哥哥、大姐姐们，戴着眼镜有多不便，让她了解近视眼的危害和预防的重要性。

"但小孩子嘛，总是需要监督的。可能是趴着写字舒服一点吧，女儿和其他孩子一样，老是喜欢趴着写字或看书，这时我就要用尺子给她量一下，让她端正姿势。"陈岩说，后来她索性给女儿买了个坐姿矫正器，在桌子前面安个支撑架，迫使她写作业时必须坐端正，把头抬起来。

握笔的姿势也要注意，有些孩子握笔时手指太靠近笔尖，这样写字时就容易看不到字，以至于不得不趴着或侧着头做作业。所以，握笔时手指和笔尖要有一定的距离。

另外，小孩子都喜欢喝可乐（雪碧）、吃甜食，嘻嘻也一样。陈岩要求孩子尽量少吃，有时只把甜食当作表现好时的奖励。因为摄入过量的糖可使体内的血液偏酸，而人体要保持酸碱平衡，就不得不动用大量钙质去中和血液的酸碱度，长此以往就会引起血钙不足，进而导致眼球壁的弹性减弱，这样就容易形成近视。

不要过早学习费眼力的才艺

去年，陈岩给嘻嘻报了硬笔书法班，但她看到硬笔书法班的很多孩子在练字时都会低着头，看上去不是在看字，而是在"闻"字。她女儿在练字时也会越趴越低，屡屡提醒也不奏效，这对视力的影响非常大，所以练了一个学期干脆让孩子停止了。

陈岩认为，不要过早地让孩子去学习那些需要长时间练习且费眼力的才艺，比如学钢琴、下围棋等。嘻嘻6周岁时也开始了钢琴学习，主要目的是让她陶冶情操，加强艺术修养，但每天只练习二三十分钟，不要求她考级。

陈岩认为，给孩子报兴趣班最好能选择动静结合的项目。女儿喜欢跳健美操，陈岩就给她报了健美操班，现在周一至周五下午放学后，嘻嘻都要去操场上跳健美操。"我们俩平时都比较忙，没时间带她去户外活动，跳健美操至少能保证她每天进行1小时以上的户外活动。"

医学界认为，每天在自然光下进行3小时以上的户外活动，能促进眼睛分泌神经递质多巴胺，从而有助于相对抑制眼轴的增长，以预防近视的发生。同时，户外活动可以使眼睛处于轻松舒适的状态，瞳孔相对缩小，视物时相对清晰，这些均有助于预防近视的发生发展。

"3周岁以后，最好每半年给孩子做一次视力检查，看看孩子的屈光度数、眼位、眼动，测测角膜曲率、眼轴、眼压等。"陈岩建议尽早给孩子建立完善的视觉发育档案，这样可以直观地了解其视觉发育情况，还可以尽早发现问题，以便尽早进行干预处理。"小女儿才 1 岁半，我们就已经开始定期给她做视力检查，建立视觉发育档案了。"

大咖口述　如何预防近视？来看看这些建议

形成近视的原因有很多，包括遗传因素、不良的用眼习惯等。那么，我们怎样才能尽早发现孩子的视力异常呢？可以关注以下细节：

- 眯着眼睛看东西，或者常常揉眼睛。
- 习惯歪头、仰头或低头看东西，或者为了看得清楚一点，反复侧视去看东西。
- 参加游戏时行动不敏捷。
- 看书、写字或画画时，眼睛距离书本或作业本太近。
- 学习进度减慢，抱怨常常看不清黑板上的字。
- 经常出现眼睛疲劳、眼痛、头痛等症状。

预防近视，得从养成良好的用眼习惯做起。对此，陈岩有以下建议：

- 慎选读物和文具。应选字体较大、印刷清晰、套色准确、纸质不反光的书本，不使用颜色较浅的铅笔及格子小的作业本。
- 选用合适的桌椅。选用符合身高、坐高的桌椅，桌面要避免反光。
- 谨慎使用屏幕。眼睛长时间注视着屏幕上的亮光和晃动的影像，很容易伤害视力。
- 与电视、电脑保持适当距离。看电视时至少应保持 3 米的距离，玩电脑游戏时距离屏幕也不能太近，每玩 40 分钟应休息 10 分钟。另外，不要在小房间里看大电视，更不要边看电视边看书。
- 多做户外活动。每天下课后或假日里，应该安排孩子进行户外活动，如溜冰、打球、骑自行车、散步、爬山、放风筝等，以放松眼肌。
- 避免太早做太多近距离用眼的事。建议 6 岁以下的孩子不要过早学习费眼力的才艺，如弹琴、执笔写字等，10 岁以下的孩子不要经常使用电脑或者用手机玩游戏。
- 控制阅读时间。阅读坐姿要端正，光线要均匀稳定，书与眼睛的距离要维持在 35 ～ 40 厘米之间，且每阅读 40 分钟必须休息 10 分钟。

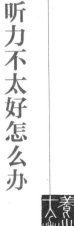

听力不太好怎么办

针灸专家高宏教你一套穴位保健操

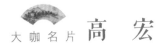 大咖名片 高 宏

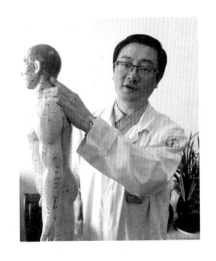

浙江中医药大学针灸教研室主任，浙江省中山医院针灸科主任、主任中医师，中国针灸学会刺络与拔罐专业委员会委员，浙江省针灸学会常务理事、临床专业委员会副主任委员，浙江省中医药学会推拿分会常务委员，浙江省公民健康素养讲师团成员。

穴位养生治未病
自我调理促健康

高宏

如果你在浙江省中山医院看到一位超级像马化腾的医生，这个医生多半是针灸科主任高宏。

高主任平时总是红光满面，神态平和，但他从不用药补来进行养生保健，而是结合自己的专业做一些保健按摩，比如五指梳头、掌心摩腹、拳背叩腰等。另外，他从读大学时就开始打太极拳，到现在已经打了 25 年，还成了社会体育指导老师。

时下，因为工作压力大、长时间使用耳机以及噪声污染等多种原因，出现耳鸣、听力下降的人越来越多。在这里，高主任亲自示范，教大家一套缓解耳鸣、耳聋症状的穴位保健操。

用手指梳梳头也能养生

高宏主任讲话时和声细语，给人一种恬淡舒适的感觉，正如他自己所提倡的，情绪一定要保持豁达平和。

在运动方面，他的第一爱好就是打太极拳，"太极拳老少皆宜，打上几分钟就浑身发热了。"年轻时，他每天都坚持锻炼 1 小时左右，现在因为工作比较忙，不能做到每天都打，但一有时间就会比画一下。

更多的养生小诀窍来自其自身专业：

五指梳头　高主任说："用五指梳头，也叫五指抓五经。头部经络分布广泛，用手指梳头能疏通经络，刺激穴位，调节全身，益智调神。"从这个角度来讲，女孩子每天梳头对养生应该是蛮有利的，因为此时你不仅可以梳理头发，还可以疏通头部的经络和穴位。

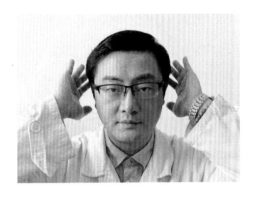

掌心摩腹　用手掌心环形按摩腹部，可以按顺时针方向按摩，也可以按逆时针方向按摩，主要根据个人喜好而定，但应按摩到腹部发热为止。此法有健脾胃、助运化的作用，可以改善胃肠功能。脾胃为后天之本、气血生化之源，脾胃健，则气血足。

拳背叩腰　就是握拳，用拳背轻轻叩击腰部，就像我们平常所说的"捶捶背，捶捶腰"。腰为肾之府，通过叩腰来刺激经络穴位有益肾强腰的作用。肾为先天之本，肾气足，则衰老慢。

"这几个动作很简单，如果每天都能坚持做，一定会有不错的效果。"高主任如是说。

听力有问题的人越来越多

在电视台工作的小丁，前几天半夜醒来突然发现耳朵嗡嗡作响。

怎么会突然发生耳鸣呢？第二天一早，她就跑到医院去检查了。医生帮她分析了耳鸣的原因，原来这段时间她常常一大早就出门采访，半夜才下班回家，生活很不规律，白天还要戴着耳机听录播、剪片子，听力已经有所损伤。

高宏主任说，因为噪声污染、长时间使用耳机、工作压力大、生活不规律等原因，如今出现耳鸣、听力下降的人越来越多了。

耳鸣是听觉功能紊乱所致的一种症状，可呈高音调（如蝉鸣声、汽笛声、口哨声等），亦可呈低音调（如机器声、隆隆声等），一般在夜间或安静时加重。耳鸣与听力下降常常同时或先后出现，从而造成不同程度的听力障碍。

"耳鸣和听力下降的原因很多，但最主要的原因还是耳蜗血管严重阻塞引起的耳神经细胞损伤。"高宏主任说。

教你一套保养听力的穴位保健操

高宏主任教大家几种自我保养听力的方法，有耳鸣、听力下降的人可以经常做做以改善症状，没有听力问题的人也可以及早预防这些问题的出现。

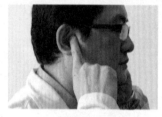

1. 按揉耳前三穴

方法：用食指轻轻按揉耳门、听宫、听会穴。持续5～6分钟为宜，以出现酸胀感为度。

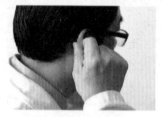

2. 捏耳

方法：食指和拇指相对，揉捏耳郭，至双耳发热。

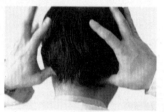

3. 按揉风池穴

取穴：位于颈项后枕骨下大筋外侧凹陷中。

方法：双手拇指指尖分别放在同侧风池穴上，其余四指放在头部两侧，适当用力揉按约1分钟。

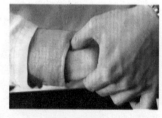

4. 按揉外关穴

取穴：位于掌背横纹上2寸、两骨之间，为"聪耳神穴"。

方法：用拇指指腹按揉外关穴约1分钟，双手交替进行。

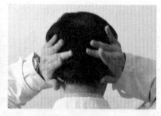

5. 鸣天鼓

方法：两掌搓热，用两掌心分别贴紧左右两耳，手指托住后脑部，食指压在中指上，使食指从中指上重重地滑落，弹击后颈发际处，可听到"咚咚"之声，如击天鼓。

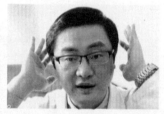

6. 掌心震耳

方法：两手掌搓热，用搓热的两手掌心捂住两耳，封闭耳孔，然后两掌突然松开，听到"叭"的一声，起到震耳的作用。

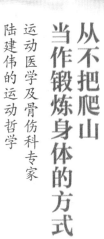

从不把爬山
当作锻炼身体的方式

运动医学及骨伤科专家
陆建伟的运动哲学

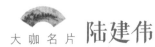 陆建伟

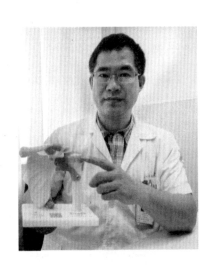

浙江省立同德医院骨科副主任、主任医师，浙江省中西医结合学会骨伤科专业委员会委员，浙江省医学会运动医学分会委员，浙江省中医药学会骨伤科分会委员、小针刀分会委员，杭州地区骨伤科学会委员。

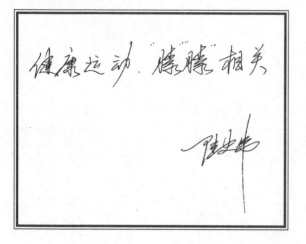

健康运动 "膝膝" 相关

放暑假了，许多小朋友都会参加各种夏令营或出去游山玩水，身体受伤的机会也会增加。很多人对意外受伤认识不足或治疗不当，就会造成严重后果。

外出游玩和运动时，哪些部位最容易受伤？我们又该如何保护自己呢？一旦发生跌伤、扭伤、拉伤，又该如何处理呢？陆建伟是浙江省医学会运动医学分会委员，他用自己的运动哲学给你提供相关指导。

爬山蛮伤膝盖的

在日常生活中，我们的膝盖是蛮容易受伤的，如最常见的膝盖内侧韧带损伤就很容易漏诊；若为半月板损伤，急性损伤时还可以做缝合，如果伤了好多年，软骨都变性了，最后只能切掉半月板；还有膝盖软组织挫伤。

"我们医院有个医生，在西湖边爬山爬了五六年。有一天，她和我说膝盖疼痛，我给她做完检查后告诉她，以后别爬山了，改走路吧。"陆建伟说，自从把爬山的爱好改掉之后，这位医生的膝盖疼痛也慢慢好起来了。

"其实，上山、下山对膝盖的磨损都是蛮大的，外出游玩时，不可避免地要跋山涉水。但是，平时我不会把爬山当作锻炼身体的方式，而是采取走路或慢跑的方式。另外，游泳也是挺好的运动方式，对关节的损伤非常小。"

脚扭了不要立即按揉和热敷

脚踝也是蛮容易受伤的部位，脚踝受伤就是我们常说的"脚扭了"。

临床上，脚踝外侧韧带损伤最为常见，这是由足部内翻导致的，这个时候该怎样紧急处理呢？

首先，伤后要避免继续负重或行走，切忌在伤痛处用手法按揉，因为此时按揉或热敷患部，不但不能使血肿消退，反而会加重患部的损伤，导致局部血管扩张，增加出血量，使伤情进一步恶化。

其次，将脚踝背伸90°后，用绷带或宽胶布在轻度外翻位包扎固定，限制行走，并送医院处理。

对于症状较轻者，可在伤后立即用冷水或冷毛巾外敷并抬高患肢，因为此时冷敷能使局部血管收缩，减轻充血，降低组织温度，起到止血、消肿、镇痛的作用。因此，在急性扭伤后应施行局部冷敷，并且越早越好；同时要抬高患肢，以加快血液、淋巴液的回流，不至于使血液淤积于血管损伤处。此法也可用于膝盖等部位损伤的紧急处理。

怎样正确地进行冷敷和热敷

"受伤24～48小时内应以冷敷为主，很多人用白酒、黄酒进行按揉是不可取的；如果踝部扭伤已超过48小时，则应改用热敷疗法，因为此时热敷能改善血液和淋巴液循环，有利于淤血和渗出液的吸收。"陆建伟说。

冷敷方法 将用冷水浸泡过的毛巾放于患处，每3分钟左右更换一次；也可以将冰块装入塑料袋内进行外敷，每次20～30分钟；夏季则可用自来水冲洗患部，冲洗时间一般为4～5分钟，不宜太长。

热敷方法 将用热水或热醋浸泡过的毛巾放于患处，5～10分钟后当毛巾无热感时更换。每天进行1～2次，每次约30分钟即可。

最后，关节扭伤后应去医院及时处理，处理原则是制动和消肿散瘀，使损伤的组织得到良好的修复。关节积血较多者应在无菌技术下及时抽出，以免后遗关节内粘连；韧带断裂或撕脱骨折而影响关节稳定者，需行手术复位修补，以免引起反复扭伤、关节软骨损伤和创伤性关节炎。

可补充一些含钠、钾的饮料

除了脚踝和膝盖外，由跌倒或猛烈拉扯导致的肩袖损伤，或者由跌倒导致的手腕骨折也是蛮常见的，像手腕处的腕舟骨骨折，就比较容易漏诊。那么，外出游玩或运动时，应如何尽量避免受伤呢？

• 穿合适的鞋，不要穿鞋跟过高的鞋。

• 木质地板如果缺乏保养，就会像溜冰场一样滑溜。慢跑时最好选塑胶场地，柏油路面也可以，最好不要在硬路面上跑。

• 参与对抗性运动前要做好防护，如用专用绷带绑脚。

• 运动前应进行热身，如旋转手腕、脚踝，以提高关节的柔韧性和灵活度。

另外，夏季要多吃含钾高的食物，比如豆类、瓜果和鱼类等。大量出汗后要补水，以少量多次为宜。在补水的同时还要补充一些矿物质，否则会冲淡血钾的浓度，还会加重钾盐的流失。此时可以喝一些含有钠、钾元素的运动饮料，但不能太甜，饮料含糖量过高会使血糖迅速升高，进而造成血清钾的减少。

40岁男子的骨密度像80岁的老太太

骨科专家陈锦平：
预防骨质疏松可以这么做

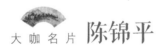

大咖名片 **陈锦平**

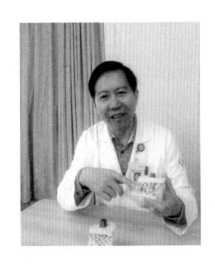

浙江省人民医院骨科副主任、骨质疏松诊疗中心主任，硕士生导师，中华医学会骨质疏松和骨矿盐疾病分会全国委员，浙江省医学会骨质疏松与骨矿盐疾病分会副主任委员。

谈及骨质疏松，浙江省人民医院骨科副主任陈锦平感叹道："任何年龄预防都不会太早，任何年龄治疗都不会太晚。"

作为骨科医生，陈锦平十分重视骨骼健康。多年前，他出现过脚后跟痛，一测骨密度，发现有点骨质疏松。怎么会出现骨质疏松呢？他发现当时自己服用的几种药有导致骨质流失的作用，于是赶紧调整用药，并补充钙和维生素 D。如今，他的骨密度值保持在正常范围内。

40 岁男子的骨密度像 80 岁的老太太

排队找陈锦平主任看病的，80% 以上是老太太。

为什么骨质疏松以老太太居多呢？首先，由于运动量、生育等原因，女性的骨量本来就比男性少。其次，女性更年期时，随着卵巢功能减退，导致雌激素水平下降，而雌激素能抑制破骨细胞的活动，使骨的吸收和重建失去平衡，从而使骨质逐渐变脆。

"不过，千万别以为骨质疏松症是老年人特有的疾病，与年轻人无关。"陈主任说，在他的门诊中有 5% ～ 10% 的患者是年轻人，在这些年轻人中，女性以体重轻、追求骨感的人居多，男性以经常泡酒吧，喜欢喝饮料、喝酒、抽烟的人居多。

他曾经接诊过一名 40 来岁的男性患者，他的骨密度居然和 80 多岁的老太太差不多，原来，他 18 岁就开始抽烟、喝酒了，而且量还很大。

香烟中所含的尼古丁及烟雾中的一氧化碳会抑制骨骼的再生速度，尼古丁还会导致血管收缩，降低新生骨骼的血流量。酗酒实际上就是在挥霍自己骨骼的储存量，因为酒精会抑制成骨细胞生长，破坏骨质，从而导致骨质流失，使骨头过早地陷入"入不敷出"的境地。此外，嗜酒者骨细胞的活动也会受到抑制，从而妨碍钙、镁的吸收和利用，这也是诱发和加重骨质疏松的重要原因。

陈锦平提醒人们，要让骨骼年轻，必须改变不良的生活方式，如戒烟、限酒、少喝咖啡。

每天游泳 1500 米，坚持了 14 年

骨质疏松常表现为疼痛、身高缩短、驼背和骨折。

"几年前，我也出现过脚后跟痛，一查，有轻微的骨质疏松了。"陈锦平说，骨质疏松的原因很多，如甲状腺功能亢进症、糖尿病及使用某些药物等，都能引起骨质疏松，他的骨质疏松和当时所用的药物有关。当时因为出现胃反酸，他一直在用抑制胃反酸的药物，还用了一些利尿剂和少量安眠药。

于是，他开始调整用药，并适当地补充钙和维生素 D，过了一段时间，脚后跟痛就消失了。

陈锦平认为，自己年轻时因为经常打球、跑步，骨量储备还是不错的。14 年前，他觉得自己年纪已经不小了，要尽量减少一些对骨关节有损伤的运动，于是就改为游泳，这一游，就坚持了 14 年，直到现在还在游。"每次游 1500 米左右，一口气，中速游完。有时候早上去游，有时候下班后去游。"一年 365 天，他游泳的次数在 300 次左右，即使出差在外，如果酒店有泳池，他也会去游一下。

在今年医院举办的运动会上，陈锦平拿下了中年组游泳比赛第一名。

提倡地中海饮食，体重保持了 20 年

都说男人中年以后就容易发福，但陈锦平 20 年来都保持着 70 千克的体重，这除了和坚持锻炼有关外，还和他的饮食习惯密不可分。

"提倡地中海饮食，红肉尽量少吃。我家里放着一台体重秤，我会不时去称一下，如果体重超过 73 千克了，我就会注意控制饮食。"陈锦平说。

营养学家发现，生活在欧洲地中海沿岸的居民心脏病的发病率很低，寿命普遍较长，很少患有糖尿病、高脂血症等现代病。经过大量的调查分析，这个谜底逐渐被揭开，原来这与地中海沿岸居民的饮食结构有关。地中海饮食是指以蔬菜、水果、鱼类、五谷杂粮、豆类和橄榄油为主的饮食结构。

总的来看，要预防骨质疏松，首先要把握以下几点：少吃红肉和甜品；每天 1 杯红酒；每周吃 3 次鱼，每天吃 1 个鸡蛋；每天的蔬菜、水果量保持在 500 克左右；适当吃一些奶酪、酸奶之类的乳制品。

预防骨质疏松可以这么做

"人的骨量到 30 岁左右达到顶峰，然后开始慢慢下降，所以，年轻时就要通过各种方式尽量多储备。"陈锦平说。

多吃含钙量高的食物，如奶制品、豆制品、海产品和芝麻酱等；适量摄入蛋白质，如蛋类、瘦肉、鱼、虾、鸡肉等；多吃富含维生素 C 的食物，如新鲜蔬菜和水果；少吃高磷食物，如可乐、汽水等。同时要养成良好的生活习惯，如戒烟、限酒、少喝咖啡。

运动不仅可预防骨质丢失，还可以改善和增加肌肉的灵活性，从而减少跌倒及其带来的不良后果。负重运动，如快步走、哑铃操等，每周可进行 4 ～ 5 次；阻抗运动，如划船、蹬踏等，每周可进行 2 ～ 3 次。运动强度以每次运动后肌肉有酸胀感和疲乏感，但休息后次日这种感觉消失为宜。

让皮肤适当接触阳光。晒太阳的最好时间段是每天下午 4 点到傍晚时分，每次以 20 ～ 30 分钟为宜。接受适量阳光有助于防治骨质疏松和抑郁症，但受体质所限，老年人晒太阳的时间不宜过长，否则可能诱发皮炎、白内障和老年斑等。

中国营养学会推荐，绝经的妇女、老年人每日的钙摄入量为 1000 毫克。调查显示，我国老年人平均每日从饮食中获取的钙量为 400 毫克左右，因此平均每日应补充钙元素 500 ～ 600 毫克。牛奶的含钙量约为 120 毫克/100 毫升，市面上销售的钙片含钙量通常为 600 毫克/片。

维生素 D 可以促进钙的吸收，保持肌力，改善身体的协调性。我国成年人维生素 D 的推荐补充剂量为每日 200 单位；老年人因缺乏日照、摄入和吸收障碍常有维生素 D 缺乏，推荐的补充剂量为每日 400 ～ 800 单位。市面上销售的维生素补充剂通常每片含维生素 D 400 单位。

一口好牙能嚼甘蔗，
把脉开方思路清晰

看看百岁名老中医沈子华如何养生

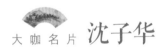

大咖名片 沈子华

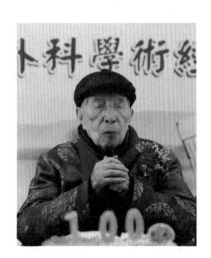

市级名老中医、"沈氏中医外科"创始人，出生于1917年，为余杭区中医院创始人之一。2009年，"沈氏中医外科"被列入余杭区非物质文化遗产名录，其"中西医结合、治外必本诸内"的学术精髓被收入杭州市名老中医经验集萃《杏林精要》，"沈氏中医外科"至今已传承至第四代。

2016 年，余杭区中医院为沈子华举办了百岁寿诞庆典。

沈子华是杭州市名老中医，16 岁学医，22 岁离开老家德清县来到余杭塘栖办诊所，85 岁时仍在医院坐诊。如今，沈老依然精神矍铄、思维清晰，还会为慕名而来的病人把脉开方。八十载韶光，老沈医师早已成为许多塘栖人生活和记忆中的一部分。

几十年来，沈老一直保持着规律的作息：每天吃过早饭，照例要在自家的小院里坐一会儿，活动一下筋骨；中午不午休；晚上六七点就上床睡觉了。虽然已经百岁，但一口牙基本完好，且没修补过，还喜欢吃红烧肉，每天喝盅参须汤。

一口好牙能嚼甘蔗，每天喝盅参须汤

鸡鸣即起，不睡懒觉。沈老早晨 5 点左右起床，而且从不午睡，这是年轻时养成的习惯。那时候在中医外科，每天要看 100 多个号子，由于既没诊所又没护士，很多事情都要自己动手操作，如给病人包扎换药。每天坐诊的时间很长，又没有午休时间，中午扒几口饭后马上就要给病人诊断、治疗。下午 4 点左右，他要小眯一会儿，5 点多起来吃晚饭，吃完饭稍微休息一下就睡觉了。

一日三餐，定时定量。从年轻时开始，他就喜欢吃红烧肉、油焖尖椒，但从不暴饮暴食。这么多年来，早餐就是一碗热腾腾的粥，再配一个白煮蛋；中餐、晚餐是一小碗米饭和蔬菜，再配一小块红烧肉。

虽已百岁，沈老的一口牙齿基本完好，没修补过，能吃苹果，能嚼甘蔗。

在生活方面，沈老能自理的绝不麻烦别人，例如，早晨洗脸时，女儿会帮他绞好毛巾，他自己擦脸；吃饭时也要自己端碗、拿筷。

经常有人问，老沈医师有没有养生的秘方？别说，还真没啥特别的养生方子，但他从 80 岁开始就养成了服用参须的习惯，每天会喝点参须汤。参须汤的做法很简单：把参须放在炖罐里，加适量水炖熟即可。他一般是在两餐之间喝一盅。

爱看武侠小说爱读报，淡泊名利知足常乐

沈老有一个爱好——看武侠小说，金庸的那些名著，如《神雕侠侣》《笑傲江湖》《天龙八部》等，他基本上都看过。年轻时自己想办法借书看，暮年时孝顺的孙辈们去看望他时，也总不忘给他捎上几本。

从武侠小说中，沈老收获了豁达的情怀，即所谓"江湖情仇，一笑了之"。百岁寿诞庆典当天有很多亲友、弟子来给他祝寿，沈老向每个人都拱手道谢，举手投足间颇有大师风范。

他就像《天龙八部》里面的扫地僧，一辈子都住在藏经阁里，不求名不求利。"沈老从不追求功名利禄，知足常乐，生活方面尽量简单化。"余杭区中医院副院长阮华说："每每儿孙们想为他大操大办地祝寿，都被他婉言拒绝。但每年生日，他都会邀请儿孙、徒弟到住所吃上一碗长寿面，还不忘给邻居们送上一碗。"

阮华是沈老的孙女婿，2005年被收为入室弟子，为"沈氏中医外科"的第三代传人。

沈老还喜欢看报，关心国计民生。耄耋之年因患上眼疾导致视力下降，他就让女儿给他读报，这个习惯一直保持至今。

济世救人乐善好施，百岁仍能把脉开方

70岁的女儿沈林玉到现在还记得父亲当年给病人清理伤口的样子，"非常臭，我们都跑到屋子外面，只有爸爸一个人在给病人包扎。"

每每在街上遇到一些患疮疡的流浪汉，老沈医师都会主动邀进诊所，免费给予治疗，再送上一包药。碰到没钱看病的人，沈老会不收诊金；有些人即使素不相识，也会让他们在自己家吃住。"我妈妈给他们洗衣服、烧饭，从来没有过怨言。"沈林玉说。

沈老在中医传统疗法的基础上，结合自己多年治疗疮疡的经验，自拟处

方，制作了阳消碧云膏药和阳消九香膏药，让疮疡病人在内服的基础上进行外敷，疗效显著。

"沈老一直在我们中医院坐诊到 85 岁。现在虽已百岁，但仍有慕名来找他看病的人。他会给人把脉，口述药方，由弟子帮忙抄写。"阮华说。

《黄帝内经》记载："上古之人，其知道者，法于阴阳，和于术数，食饮有节，起居有常，不妄作劳，故以形与神俱，而尽终其天年，度百岁乃去。"这与沈老的长寿之道倒是蛮契合的。

第二章

养生正当时——春夏秋冬养生大不同

YANGSHENG

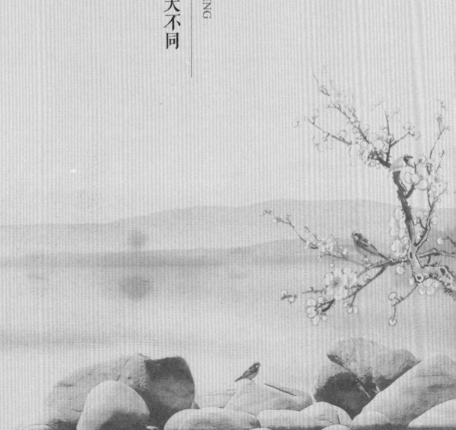

室内晒太阳一定要开窗
男伢儿发育前吃吃小公鸡，

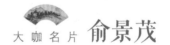

大咖名片 俞景茂

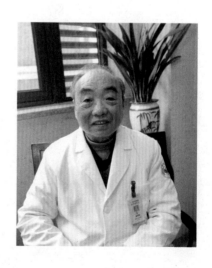

浙江中医药大学教授、博士生导师、主任中医师。1978年被中国中医科学院录取为中国历史上首批中医学研究生，师从全国著名儿科学家王伯岳研究员；2008年成为第四批全国老中医药专家学术经验继承工作指导老师；2012年国家中医药管理局正式批建"俞景茂全国名老中医药专家学术传承工作室"。现任中华中医药学会儿科专业委员会顾问，世界中医药学会联合会儿科专业委员会副会长，浙江省中医药学会儿科专业委员会顾问。

开春了，男伢儿蹿个子吃什么好？小时候养得好，能预防成年后得骨质疏松吗？在浙江省中医院国家级名中医俞景茂的专家门诊室里，经常围着大拨家长，大家问的问题也挺类似。有些家长带孩子看完病后，还会回过头来找俞老问问他自己的养生经和育儿经。每

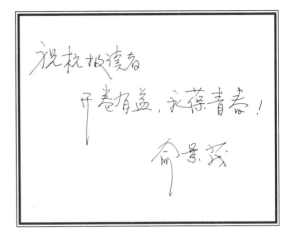

祝杭报读者
开卷有益，永葆青春！
俞景茂

次，俞老都会翻出自己写的《育儿真经》，与家长们分享育儿心得。

俞老说，小时候为了长高，父母会给他吃小公鸡；现在为了预防骨质疏松，只要一开太阳，他必定会打开窗户，保证室内有折射光。

小公鸡和三七要吃得科学

"男伢儿长个子时，很多家长都会想到给孩子吃小公鸡，我小时候也吃过。哈哈，我们那时候都是很盲目的。"俞老感慨，现在吃的东西比他的少年时代好多了，所以没必要专门去补，只要在青春期适当注意营养补充就可以了。男孩子的身高，70%～80%是由遗传因素决定的，有的父母本身的个子就不高，其孩子的身高也很难由后天去改变。

不过，俞老说，从中医角度来看，小公鸡和三七对男孩子的发育确实有促进作用，因为公鸡有补阳的作用，三七有活血、温补的作用，两者都可以帮助生长发育。但现在菜市场里出售的公鸡多是工厂化饲养的，鸡饲料多含有激素成分，所以不建议吃，要吃的话最好选择家养的，红烧或清蒸都可以。要注意的是，三七一定要选择熟的切片三七，不要选择生三七，因为两者的功效完全不同，后者主要是止血的。

"烧的时候，取5克熟三七，与公鸡一起炖，一般2～4周吃一只公鸡即可。"俞老说，男孩子在十二三岁青春发育前期都可以吃，营养差的孩子

平时也可以吃，但营养好的孩子就不用吃了。

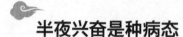

半夜兴奋是种病态

春天正好是长身体的时节，俞老经常对家人和患儿家长说，儿童要保证充足的睡眠和合理的营养，做到适当锻炼、到点就睡。他自己就一直坚持规律的作息，每天晚上 8 点半上床睡觉，早上 6 点起床，极少熬夜。平时一躺上床，基本都能很快入睡，很少遇到失眠、早醒等情况。

"正所谓'日长夜大'，一般新生儿每天需要 20 个小时的睡眠，幼儿需要 11 个小时，小学生需要 9 ~ 11 个小时，初中生则需要 8 个小时。"俞老说，有的孩子经常到十一二点才睡，自然长不高。

"人体生长激素的分泌是有规律的，其分泌高峰在晚上 10 点左右，所以学龄前儿童最好在晚上 8 点半就上床睡觉，小学生可以在晚上 9 点睡，初中生在晚上 9 点半到 10 点睡最好。"俞老说，平时要让孩子养成午睡的习惯，如果中午没睡，晚上就要在 8 点左右上床，养成规律的睡眠习惯。

很多孩子不容易入睡或经常会在半夜醒来，这种持续的兴奋状态并不代表孩子调皮，而是一种病态。"如果两三岁的孩子睡眠不好，就意味着可能存在缺钙或者消化不良，要平肝火。"

雾霾天一出太阳就要开窗补钙

"去年日照不足，冬天出生的孩子普遍享受不到太阳；加上雾霾天，许多人关着窗户待在家里，有时雾霾散去，太阳出来，却还是隔着玻璃窗晒太阳，这就很容易引起缺钙。"俞老说，大家都知道晒太阳可以补钙，但在室内关着窗户晒太阳是补不了钙的。"有些人怕冷，有些人怕雾霾，经常在室内开着空调，紧闭门窗，但这样照进来的阳光是没有养生效果的。一定要开几扇窗，让太阳直接晒进来，只要室内有折射光线，就会对人体有益。"

俞老经常挂在嘴边的一句话是"温室里的花朵不耐风寒"。家里有小宝宝的，他都建议父母带孩子到室外活动，在阳光下跑跑，每天晒 1～2 小时太阳，将皮肤晒得黑黑的，这样的孩子才是最健康的。

中老年人也一样，不要一味地用钙片来补钙，应该多到户外的阳光下走走，许多缺钙问题就会不药而愈。

另外，孩子进行运动锻炼对于骨骼的生长也很重要。俞老小时候也特别爱运动，长大学了儿科以后才知道，长个子与经常进行摸高、打篮球、游泳等纵向运动有关。小时候打好基础，中年以后出现骨质疏松的概率就会低一些。

 我从不喝甜牛奶

我是儿科医生，平时经常碰到各式各样的小病人，成年人的不少疾病也与幼儿时期不注意养护有关，比如哮喘、呼吸道反复感染等。还有些疾病是因为从小没有养成好习惯造成的，比如遗尿。来我这里看遗尿的孩子，最大的已经十几岁。

如今感染性疾病少了，但过敏性疾病多了，来看哮喘的孩子，占了我门诊量的 1/3。平时，父母要注意预防孩子发生呼吸道反复感染，还要改善孩子的体质，避免接触过敏原。如果孩子患有过敏性鼻炎，可以教孩子按摩鼻翼两边的迎香穴。平时更要加强锻炼，冬季可以让孩子适当吃些膏方。

说到我自己，这么多年来，我一直保持着运动的习惯，最喜欢骑车和走路，有时去良渚景区走上半小时到一小时，有时则踩着家里的永久牌自行车去环西湖骑行。

要养生，心理上的压力也不能太大，要给自己宽松的环境。另外，保持三餐合理，多喝牛奶，多吃虾皮，这也是补钙的好方法。不过我从来不喝甜牛奶等调制乳，每天喝一两杯鲜牛奶足矣。因为家里有孩子，平时我们做菜时都会放些虾皮，孩子吃了长身体，老人吃了预防骨质疏松，一举多得。

治未病专家张卫星教你三伏天的养生之道

药茶要根据药性和体质来选用吃凉的，喝温的，

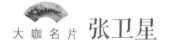

大咖名片 **张卫星**

浙江省中山医院治未病中心主任、主任中医师，第三批全国优秀中医临床人才，浙江省中医药学会脾胃病分会委员、肿瘤分会委员、体质分会委员、医史文化分会委员。

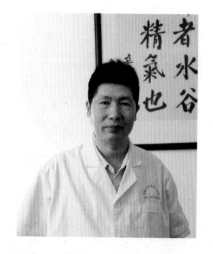

杭州三伏天给人的感觉除了热，还是热。

这样的三伏天，该如何养生呢？浙江省中山医院治未病中心张卫星主任用《黄帝内经》的理论，并结合自身的一些养生体会给大家支招。

食以时，吃凉的，喝温的

《吕氏春秋》说："食能以时，身必无灾。"《饮膳正要》说："夏气热，宜食菽以寒之。"

"食以时"有两层含义：一是指定时进食，二是指吃正当时令的食物。

中医认为暑气通于心，应以清心养心为务。夏天之西瓜，色赤入心，性凉祛暑；苦瓜味苦入心，性凉清心。其他当令的食物有西红柿、荔枝、草莓、青白菜、甘蓝、生菜、黄瓜、冬瓜、南瓜、空心菜、四季豆等，这些食物多凉性，能祛暑气。"菽"泛指豆制品，夏天的早上，喝碗豆浆也是不错的选择。现在反季节食物很多，应尽量少吃。

另外，夏季炎热，为图一时之快，冰镇饮料成为人们的首选。但夏季体内阳气不足，寒凉饮料入胃易损伤脾胃阳气，不能化生津液，反不能解渴，有时会越喝越渴，所以要喝常温或偏温的饮料。喝了偏温的饮料后会少许出汗，符合《黄帝内经》"使气得泄"的要求。

平时上班前，张卫星还要打一套太极拳。"你看，太阳、地球、月亮等都是圆的，地球绕着太阳转，月亮绕着地球转。细胞也是圆的，蛋白质呈螺旋样结构，所以圆是自然的运动。"他说，太极拳走的是弧线，是很养生的运动，打完后浑身发热，还会出汗。

喝药茶要分药性、分体质

杭州的中医药氛围很浓厚，不少人在夏季会用点中草药泡茶喝，在这方面有哪些需要注意的呢？

张卫星说，在平时的门诊中，因为药茶和凉茶饮用不当致病的人主要有两类：

一类是凉茶或者偏寒凉的药茶饮用太多。有的人喜欢用野菊花、金银花、鱼腥草、鲜石斛、胖大海、决明子等药材泡茶，这些喝多了容易出现腹胀腹泻、食欲减退、神疲乏力等副作用。

另一类是用了太多的补益类药材，如红枣、黄芪、桂圆、枸杞子等。"对阳虚质、气虚质或血虚质的人来说，喝这些药茶是有补益效果的，但如果是阴虚体质的人，天天喝这个就要上火了。"另外，痰湿质、湿热质的人均不适合饮用偏寒或偏补的药茶。

"上述药材的药性各不相同，大家可以根据自己的体质选择合适的药茶。"张卫星说，夏天在阳光下作业的人出汗较多，中医认为易耗伤阴气，这类人可选用西洋参、乌梅、西瓜皮、金银花等泡茶。西洋参补阴气，性偏凉，可增强耐力；西瓜皮、绿茶、金银花清凉祛暑；乌梅味酸收敛，可减少出汗，提振精神，以上药茶均可防暑。也可在泡茶时加入一定量的盐、糖（白糖或冰糖），则效果更佳。

夏天还有一个特点，就是湿气重。如果工作环境潮湿，或待在空调房里，则应当泡饮鲜佩兰、鲜藿香、扁豆或扁豆花等，以祛暑化湿。

俗话说："冬吃萝卜夏吃姜。"中医认为，夏天阳气升发，人与自然相应，体内的阳气一如夏季的自然特点，也是往外往上的，若此时体内的阳气不足，再加上夏天过于贪凉饮冷，则易损伤脾胃阳气，导致寒湿停胃。所以，生姜、陈皮等具有散寒、祛湿、健胃作用的中药应当成为夏季经常泡饮的药材。

入静，把意念集中于鼻息

《黄帝内经》所提的"夜卧早起"是相对的，并非指晚上很迟才睡，最迟不可过子时（23点）。

夏季养生的睡眠原则是"子时大睡，午时小憩"。中医学认为，子时和午时分别是阴极阳生和阳极阴生，阴阳交替之时，也是人体经气合阴与合阳的时候，睡好子午觉，有利于人体养阴、养阳。子时是一天中阴气最重的时候，这个时候休息最能养阴，睡眠效果最好，睡眠质量也高，可以起到事半功倍的效果。午时（11～13点）合阳时间则要小寐，休息30分钟左右即可，最多不要超过1小时；即使不能够睡觉，也应入静，使身体得以平衡过渡。

作为医生，张卫星是没有时间睡午觉的，因此，他退而求其次，让自己入静，做一次小周天。小周天需要运气，有点复杂的，他教大家一个简单的方法：找一个让身体放松舒适的姿势，不论是坐着还是躺着，把意念集中于自己的鼻息，感觉气流从鼻孔进出，如此，心就会马上静下来。这样坚持二三十分钟，休息效果非常好。如果中途睡着了也没关系，醒了以后人的精力会更好。

另外，夏天要少用空调。"不经一番寒彻骨，怎得梅花扑鼻香"，同理，不经夏之热烈，就会如《黄帝内经》所说的"逆之则伤心，秋为痎疟，奉收者少，冬至重病"。因此，不可把夏天人为地过成了冬天，整天龟缩在空调房中，使夏季的"养长"变成了冬天的"养藏"，这叫违逆天时，不符合养生之道。当然，身体弱者不耐暑气，可以开空调，但温度最好控制在26～28℃，并在早晚出门活动一下。

夏季养生最直接的方法
莫过于食补

张咩庆的食补三原则：多酸多甘，
补气祛火，多食蔬果

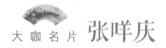
大咖名片 张咩庆

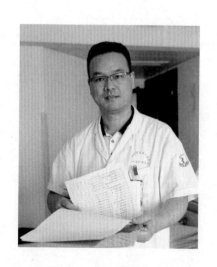

浙江省中山医院脾胃病科主任、主任医师，浙江省中西医结合学会消化专业委员会委员，浙江省中医药学会脾胃病分会委员。

防未病，治胃病，得健康。

张哗庆

立秋已过，杭州的气温虽然比前段时间凉爽了一点，但是接下来的"秋老虎"也是蛮厉害的。

天气闷热，人们往往睡眠少，胃口不好，吃不下东西。而在浙江省中山医院脾胃病科张哗庆主任看来，夏季养生最直接的方法莫过于食补，"多酸多甘，补气祛火，多食蔬果"则是夏季食补的核心内容。

张主任自己的夏季饮食很清淡，炒菜时少放油盐多放蒜，不讲究主食吃什么，但注重食物的多样性。

一口热汤下去，胃出血了

前段时间，医院里来了一位吃出病的金女士。

"因为上班基本都待在空调房里，所以会感觉有些胃寒，每天下班后都会去吃一碗麻辣烫。"金女士说，事发当天由于要赶着加班，麻辣烫吃得有点快，一口热汤喝下去，起初还觉得挺舒服，但不一会儿就感觉肚子痛起来。后来实在撑不住到医院就诊，检查发现胃部有急性溃疡，还有很多小的出血点。

金女士平时比较喜欢吃辛辣的食物，如火锅、麻辣烫、烧烤之类的，原本以为吃了会感觉很舒服，没想到竟然会给自己的胃带来这么大的伤害。

中医认为"夏月伏阴在内，暖食尤宜"，这里的"伏阴"是指潜伏在人体内的寒凉之气。虽然夏季气温比较高，但人体内还是有虚寒的，吃温热的食物的确比较适宜。此外，让身体适当出汗，有助于带走体内的暑湿之邪。

像金女士这样喜欢吃烧烤、辛辣食物，导致消化道出血的人不在少数。那么，夏季饮食应该把握哪些原则呢？

多吃点甘凉、酸性的食物

古代医者认为，夏季暑湿，适宜清补。

夏天酷热高温，人们喜冷饮，喝水多，导致湿气侵入人体。而外湿入内可使水湿固脾，引起脾胃升降失和，导致消化功能障碍，引起食欲不振等。

按中医养生学的观点，暑湿对脾非常不利，而味苦的食物具有泻燥的功能，夏季可适当摄入，但不宜多食，日常应适当多吃些甘凉或甘寒的食物。并且，夏季归心，而心喜凉，宜食酸，酸性食物包括小麦制品、李子、桃子、橄榄、菠萝、芹菜等。

中医注重天人合一，阴阳互补，所以夏季应多吃酸甘的食物，尽量不吃辛辣温燥的食物，还要避免冷饮过度伤及人体内的正气，从而诱发疾病。

补气祛火，少吃油腻厚味

夏季天气炎热，人体消耗增大，急需补充营养物质和津液，此时应以汤、羹、汁等汤水较多，清淡而又能促进食欲，易消化的膳食为主，这样才能达到养生保健的目的。同时应少吃或不吃油腻厚味、油煎的食物，每餐的进食量也不宜过大，尽量做到少量多餐。

如果已有疰夏、伤暑、暑湿、中暑等症状出现，那么要根据中医养生学的观点，有针对性、辨证地用膳，或补脾肺气虚，或气阴双补。

炎炎夏日不仅带给我们身体上的不适，还容易导致上火，表现为情绪烦躁、焦虑、易激动、失眠等，医学上称之为夏季情感障碍，因此，祛火也是夏日食补的必备功课。

夏日祛火，可以选择苦瓜、西瓜、草莓、西红柿等一些性凉、消暑的蔬果。牛奶也是夏日解毒祛火的好饮品，中医认为牛奶性微寒，可以补水、滋阴、解热毒，但要注意，牛奶冻成冰块时其营养成分将被破坏。

多食蔬果，但不要贪食生冷

中医认为，胃为后天之本。

夏季人们常感食欲减退，脾胃功能较为迟钝，此时不妨吃些新鲜蔬果。一般认为，新鲜蔬果中的营养素构成是纤维素和糖分各半，新鲜蔬果不仅可以有效补充人体必需的能量和水分，其清爽的特质也会让人久食而不厌。

小白菜、油菜、柿子椒、西红柿、柑橘、柠檬等新鲜蔬果富含维生素 C，具有抗病毒作用；胡萝卜、苋菜富含维生素 A，具有保护及增强上呼吸道黏膜和呼吸器官上皮细胞的功能；卷心菜、花菜等富含维生素 E，可有效提高人体免疫功能，增强人体的抗病能力。尤其是野菜、桃子、西瓜等时令夏季蔬果，多食更是大有好处。

但要注意，不要贪食生冷或不洁的食物，以免染上痢疾、腹泻等疾病。

 大咖口述 # 炒菜时少放油盐多放蒜

夏季，我的饮食以清淡为主，具体是指油盐要少。

在主食的选择上，吃米饭还是吃面食不是最主要的问题，但要尽量做到多样性，品种丰富些。如果胃口不好，我会在饭前喝点开胃汤。荤菜应以鱼类、虾类为主，同时多吃应季蔬菜，如丝瓜、黄瓜、苦瓜等。为了避免发生肠道传染病，炒菜时可以多放点蒜。

另外，我会尽量多喝水，以白开水、淡盐水、矿泉水为主，一般不会喝冰凉饮料等。

爬五云山减脂，立秋后补肾，

市级名中医吴建在养生上做加法

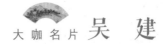

大咖名片　吴　建

杭州师范大学附属医院（杭州市第二人民医院）中医科主任、肝病科副主任、主任中医师，市级名中医，浙江中医药学会感染病分会副主任委员、肝病分会委员，浙江省中西医结合学会感染专业委员会委员，杭州市中西医结合学会理事等。

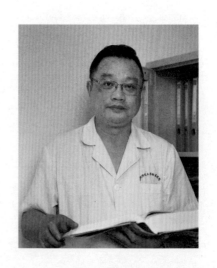

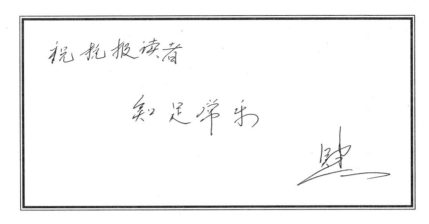

杭杭报读者

知足常乐

养生，许多人将它当成一道选择题，而市级名中医、杭州师范大学附属医院中医科主任吴建却在养生的道路上做起了加法。吃穿住行、修身养性，吴建主任将养生的方方面面融合在一起，为自己开了一张健康处方。

比如，立秋以后要养肾，吴建主任会服用六味地黄丸；体检查出高脂血症，他坚持高蛋白、低脂、低糖饮食，午、晚餐戒掉米饭等主食；在运动方面，每周末会去爬一趟五云山；为了修炼情绪，他会从中医书籍和音乐中寻找慰藉。

生气会让转氨酶升高

"我们国家是肝病大国，患乙肝、脂肪肝、自身免疫性肝病的人不少，许多人还是慢性肝病，在医学上缺乏根治的方法，需要进行自我调理。"吴建主任说，《黄帝内经》里的话很形象：怒伤肝，喜伤心，思伤脾，忧伤肺，恐伤肾。

归根结底，情绪问题会引起各种疾病。

吴建主任说，在临床上，我们发现了一个很有意思的现象：肝病患者与别人吵架后，如果第二天来医院抽血化验，转氨酶这项指标必然会升高，提示肝功能出现异常。这也印证了怒确实会伤肝。

要想养肝护肝，必须做到心胸开阔、知足常乐，除了心宽外，还要学会心静。

"对于很多事情来说，退一步可以海阔天空，这不是指消极对待。"吴建

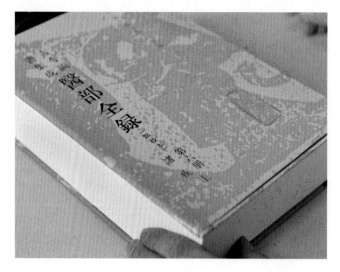

主任说，工作上要努力进取，但也别太在意得失。为自己制订目标时要实事求是，好高骛远只会让人的情绪陷入急躁。

控制情绪很难，每个人的方法也不同。每次遇到烦心事，吴建主任都喜欢独处，听听最喜欢的古筝演奏，或看看《伤寒论》等中医书籍，"独处可以让自己换位思考，以旁观者的角度来想问题"。

有的人喜欢发泄情绪，而有的人则喜欢憋在心里，吴建认为这两者都不好。"保持理性，看透问题，养心的目的也就达到了。"

立秋后服用六味地黄丸

饮食和情绪同样重要。现代人多暴饮暴食，吴建讲求的是饮食清洁、有节制，他说，吃得杂一点，对身体没有坏处。

中医认为养生要补肾，这个肾并不等同于西医中的肾脏，"中医的肾控制着人体的生长发育和衰老，补肾对于内分泌系统、神经系统、泌尿系统、精神等方面都有好处"。

首先要做的就是食疗。中医认为，红色、黄色、黑色代表不同的脏器，肾的属性是黑色，因此黑米、黑豆、黑木耳等都有补肾的功效，其他如核桃、枸杞子、山药等也有补肾健脾的作用。

平时烧菜时，吴建主任喜欢放一点黑木耳，有时还会煮一些黑米粥，或者取一些枸杞子和菊花泡水喝。

"每年立秋之后，我都会开始补肾。"吴建主任的补肾秘方是服用六味地黄丸，每天早上空腹服 8 粒，服满整个冬天。"这种中药适合阴虚体质的人，肥胖、抽烟的人湿气重，不宜服用。我身边的许多中医同行都在服用六味地黄丸，它特别适合憔悴、须发早白、乏力、腰酸、失眠、盗汗、舌质红、脾气暴躁的人。"

近几年开始，每年立冬过后，吴建主任都会吃些膏方调理身体，服膏方期间则停服六味地黄丸。

立秋后，吴建主任还有两道食疗方要推荐给大家：第一道是可以清肺火的百合杏仁赤豆粥。其做法是：取粳米 200 克、百合 10 克、杏仁 6 克、赤小豆 60 克、白糖少许，先将赤小豆洗净，加水与粳米一起以大火煮沸，然后在半熟的粳米锅内加入百合、杏仁、白糖，以小火同煮至熟即成。此方适合肺阴虚，虚火旺盛，素有口干、口苦者服用。第二道是能润肺止咳的枇杷梨皮川贝饮。其做法是：取枇杷叶 15 克、鲜梨皮 15 克、川贝 10 克，将三者以水煎煮后取汁去渣代茶饮。此方适合于肺热口干咳嗽者服用。

爬山半年血脂恢复正常

"有一段时间，我每周都要去爬山，坚持了五六年。"吴建主任坦诚地说，当时的起因是体检时查出了中度脂肪肝和高脂血症。

"每到休息天，我都会从五云山爬上去，再从灵隐下来，大约要走 20 公里山路，每周一到两回。"但过量运动对膝关节不好，吴建主任根据自己的身体情况采取适当运动，他经常邀请三五好友，带上便当就出发了。

吴建主任说，爬山是有氧运动，每次爬完，精神状态都特别好，对睡眠也有帮助，但偶尔爬一两次不行，只要能坚持 2 个月，身体就会有感觉。

"刚开始爬山时，我也是气喘吁吁的，爬过几次就好了，体重逐渐下降了，半年后再一查，血脂也基本正常了。"吴建主任感慨，要想治好脂肪肝，50% 需要药物治疗，50% 要靠生活管理。

除了运动以外，饮食上也要彻底改变。吴建主任坚持高蛋白、低脂、低糖饮食，同时大量饮水，加速新陈代谢，排出体内的代谢废物。

大咖口述 **我这样改善脂肪肝**

　　来我这里看病的人都患有不同程度的肝病。如今医学发达，许多肝病可以干预，比如乙肝，通过药物控制，可保证终身不再进展至肝硬化。

　　预防肝癌，要做到生活规律，定时起居，少熬夜，这样可以保持人体正常的免疫功能。要知道，许多肿瘤的发病与免疫功能低下有关，免疫功能可起到监视作用，并可杀灭人体的异常细胞，即所谓"正气存内，邪不可干"。因为工作关系必须熬夜的人，建议每天在固定时间入睡，尽量减少熬夜带来的负面影响。

　　如今脂肪肝的检出率越来越高，来看病的人却很少。脂肪肝是糖脂代谢异常的早期表现，可以通过生活管理来干预，我的方法是少吃主食和肥腻食物，多吃高蛋白食物，如鱼、瘦肉、鸡、鸭、牛肉等。最近四五年，我每天午餐和晚餐都不吃米饭等主食，以蔬菜、瘦肉、鱼、菌菇类为主，饮食尽量保持清淡。

　　年过40以后，脂肪肝就很难消除，但只要控制好体重和血脂，配合运动，病情就不会再继续发展。

坚持打太极，自创一套柔身功法；
早餐一碗粥，主张食补胜过药补

『太极高手』万晓青的养生经

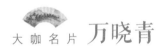 大咖名片 **万晓青**

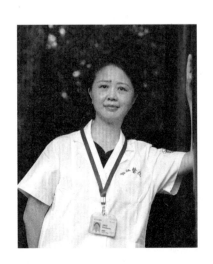

浙江医院中药房主任、主任中药师，中国武术四段，浙江省一级社会体育指导员，浙江老年电视大学教材《延缓衰老有方法》主讲。

健康生活 愉悦心情
合理运动 持之以恒

万晓青

见过万晓青主任的人，都会对她产生这样的印象：面色红润，步履轻盈，面带微笑，充满精气神。

作为浙江医院中药房主任、中国武术三段、浙江省一级社会体育指导员，万晓青经常会给大众讲养生课。

"如果自己脸色晦暗，精神萎靡，体态失常，怎么好意思讲养生课呢？"

万主任认为，养生本身就是一门复杂的学问，但对大众来说，可理解为简单的一句话：养成良好的生活习惯，即遵循"饮食有节，起居有常"八个字。养生更高的境界则是形神共养。

每天早起打太极

10年前，万晓青就开始了太极之路；5年前，她到省直机关太极拳队接受正规培训，学的是杨式太极拳。

打太极拳是个慢修慢悟、循序渐进的过程，需要持之以恒，万晓青坚持打太极拳已有多年。她每天5点50分起床，稍微吃点温软的东西，就开始打太极拳，打1小时左右再去吃早饭，不论刮风下雨、严寒酷暑，一年365天，雷打不动。

在第十一届浙江国际传统武术比赛上，万晓青获得了40式杨式太极拳、4段位单练、4段位对练以及集体项目表演共4枚金牌。她谦虚地说："太极拳博大精深，我只是比不会的人略懂一点点，正在慢慢地学习和感悟。"

讲养生课时有学生问她：为什么不去健身房锻炼而选择打太极拳？万晓青回答：健身和养生是完全不同的两个概念，我并不反对合理健身，但也不崇尚用消耗更多的"内"（指气血等）去塑造"外"（指形体）。随着年龄的增长，人体更需要的是养护以及适度运动，如果健身过度，反而会影响健康，甚至带来一些疾病。

自创了一套柔身功法——蛹动法

凭着多年来打太极拳的经验，万晓青还自创了一套柔身功法——蛹动法。

"不论是坐着还是站着，我们都可以利用零碎的时间练练这套柔身功法。"她说："这套功法可以舒筋活络，让人体变得更加轻盈、柔软，而且每个年龄段都适合做。如果有腰椎、颈椎方面的问题，通过这套功法也可以慢慢改善，但切忌急躁，要量力而行。"

万晓青介绍，这套功法分为坐式和站式两种。坐式很简单，即坐在椅子上，首先将腰部向前伸，接着通过腰脊的力量带动胸部向前，随后带动脖子向前，一个部位出去后，在下一个部位出去时自然收回，如此不断循环。站式则是双脚分开两倍于肩宽站立，先是膝关节向前，然后是髋关节、腰椎、胸椎、颈椎依次向前，再不断循环。一开始做起来可能会有些不协调，但是练多了就可以很灵活。在做蛹动法的时候，还可以加上蛹动灌气法，即用自己的意念引导，先把空气灌进自己的下丹田（肚脐下四指处），然后慢慢灌到中丹田（双乳头连线与人体中线的交接处），最后再慢慢灌到上丹田（眉毛连线跟人体中线的交接处，也就是印堂）。

万晓青表示，养生也可以融入点滴的生活中，"比如等车或闲暇时，我们可以尝试单腿站立，此时全身的血液循环会加快，同时也可以锻炼小脑。站立时还可以做颤抖功法，即双脚踮起，用脚后跟轻轻点地，此法有强健肾经的效果。"

秋季多吃点银耳等润肺食物

养生的基本原则是"饮食有节，起居有常"。

对于早餐，万晓青的标配是一碗粥，白米粥、杂粮粥、瘦肉粥都可以。南宋诗人陆游活到了85岁，在那个年代算是很长寿了。他钟爱食粥，还写过一首诗："世人个个学长年，不悟长年在目前。我得宛丘平易法，只将食粥致神仙。"

另外，秋天的早晨，她会喝一杯蜂蜜水；冬天的早晨，她会吃一点芝麻核桃粉，有时还会加一点红糖，红糖有补血、活血、调经等作用。

中医养生讲究天人相应，顺应四时，即春养肝、夏清心、秋养肺、冬养肾。万晓青说，秋主收，秋气对应的脏腑是肺，要把握养阴原则。

首先，秋天应比夏天早一点睡，争取早睡早起，避免早晚受凉。其次，秋风秋雨、落叶肃杀之时，要避免悲秋情绪。第三，多吃银耳、莲藕、荸荠、梨等润肺生津、养阴清燥的食物，特别是梨，有生津止渴、止咳化痰、清热降火、润肺清燥等功效；尽量少吃或不吃辛辣食物，如辣椒、姜、蒜、胡椒等燥热之品，避免散气；还要少吃油炸、肥腻食物，以防加重秋燥症状。

秋季不冷不热，各种运动都适宜开展，但要合理运动，过量反而容易受伤。"汗为心之液"，运动过量是很耗阴伤气的。

阿胶熬膏、入粥都可以

很多人天气转凉后会吃点人参、虫草等补品，或者配个膏方，万晓青没有刻意吃滋补品的习惯，但会吃点阿胶膏。她介绍，阿胶最基本的服用方法有三种：

单用阿胶熬膏 将阿胶在黄酒中浸一夜，不要将黄酒倒掉，然后在里面加适量水进行蒸制，直至阿胶完全融化呈膏状即可。食用时要注意控制量，每次一般不超过 9 克。

阿胶芝麻片 在融化的阿胶膏里面加入炒熟的芝麻、核桃，冷却后切成片食用。注意，一定要加炒熟的芝麻、核桃，因为生的容易滑肠。

阿胶滋补粥 将融化好的阿胶同粳米一起熬粥，熬成阿胶滋补粥即可。

另外，心血虚、睡眠不佳的人，还可以在阿胶里面加点桂圆肉、鸡蛋黄，有比较好的滋阴润燥、养心血安神的作用。但这个东西热比较重，吃之前要让医生看一下体质。吃了阿胶之后，你如果感觉有点不思饮食，或者消化吸收变差了，可以在阿胶里面加一点理气健脾的药材，如砂仁、陈皮、佛手等（煎汤后加入），以减少阿胶的滋腻碍胃作用。

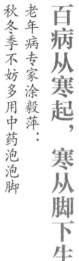

百病从寒起，寒从脚下生

老年病专家涂毅萍：
秋冬季不妨多用中药泡泡脚

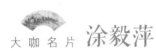 大咖名片 **涂毅萍**

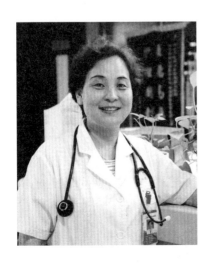

浙江省中山医院老年病科主任，浙江省中医药学会老年病学分会委员。

一场秋雨一阵寒，此时气温骤降，在养生上要注意保暖，特别是一些年老体弱的人，会因寒气侵体而生病；一些患有高血压、糖尿病、支气管炎等慢性病的老年人，在这个季节病情容易加重，出现感冒、咳嗽、便秘等。

　　"百病从寒起，寒从脚下生。"浙江省中山医院老年病科主任涂毅萍建议，天冷了，想要驱散寒气，不妨从热水泡脚开始。泡脚时，针对不同的体质或疾病，可以在热水中适当加入一些中药材，更能起到保健作用。

养树需护根，养人需护脚

　　俗话说"养树需护根，养人需护脚"，因为足是人体经脉聚集处之一。人体的十二条正经中，足三阴经起始于足，足三阳经终止于足；分布于足部的经络穴位多达60多个，而且足部存在着与各脏腑器官相对应的反射区，因此足是人体的"第二心脏"，与体内的五脏六腑是相通的。

　　涂毅萍介绍，泡脚属于中医足疗法，泡脚时可以刺激足部的穴位和反射区，起到调节经络、疏通气血、促进人体血液循环的作用，对心脑供血不足引起的脑栓塞、心肌梗死有防治作用；泡脚可以润肺濡肠，远离秋寒的困扰，有助于缓解中老年人食欲不佳、咳嗽、便秘等症状，同时能调整脑部的神经传导，提高睡眠质量；泡脚有助于加速体内废物排出，具有促进代谢的作用，并能改善高血压、糖尿病等疾病的症状；另外，泡脚也可使紧张的小腿肚放松，改善肌纤维运动状况，减轻中老年人常有的疲乏无力、腰腿疼痛、腿肌僵硬等症状。

泡脚时加点中药，效果更佳

　　"在热水泡脚时，我会适当地加一点中药。"涂毅萍说，泡脚时通过温水的作用可以加强皮肤的渗透能力，有助于充分吸收中药成分，在促进血液循环的同时疏通筋骨关节，温肾补肾，起到祛病、护肤、美容的作用。

但如果直接把中药放到热水里，很难使药材中的成分溶解出来，不利于发挥功效，而且有些药材很硬或很黏，脚感非常不好。涂毅萍就在医院里配好方子，再代煎成一包包的中药汤剂，泡脚时取一包直接剪开，倒在热水中就可以了。

中药泡脚的药材选择也大有讲究，因为不同的药材有不同的功效，如有温经作用的透骨草、川椒、干姜、桂枝等，有活血通脉作用的红花、当归、鸡血藤、艾叶等，可根据自己的体质适当选择。

泡脚时，不同功效的中草药也可搭配使用，一般来说，每种选用 10 克即可。

泡脚时水温不宜太高，时间不宜过长

当然，不是每个人都适合中药泡脚，比如有皮肤炎症、溃疡、败血症、血栓的人，就不适合。另外，糖尿病患者对水温的感觉会比较迟钝，如果要泡脚，最好让家人先试好水温再泡。心脑血管疾病、糖尿病等慢性病患者，泡脚前最好先咨询一下医生。当然，你也可以到医院让医生把把脉，开个适合自己体质的泡脚中药方。

涂毅萍提醒，在家中泡脚还需注意以下几点：

忌饭后或空腹泡脚　饭后半小时内不宜泡脚，最好吃完饭 1 个小时后再泡脚。

忌水温太高　泡脚水的温度一般宜保持在 40℃左右。

忌时间过长　泡脚的时间以 15 ～ 30 分钟为宜。

泡脚桶宜深　泡脚最好用较深、底部面积较大的木桶或搪瓷盆，这样能让双脚舒服地平放进去，最好能让水一直浸泡到小腿。

泡脚后不能马上睡觉　泡完脚后应趁着双脚发热的时候揉揉脚底，及时穿好袜子保暖，待全身热度缓缓降低后再入睡。

大咖口述 **秋季要润肺防秋燥**

秋季到了，起居上要做到早睡早起，同时为避免悲秋情绪，可以多晒晒太阳，多参加户外活动。

另外，秋季养生的关键就是防秋燥，我平时会用罗汉果泡茶，或者煮点百合汤喝一下。对于办公室一族来说，用罗汉果、枸杞子、菊花等泡茶喝，有缓解视疲劳、清肝明目、清热养肝的功效。但罗汉果比较凉，体质虚寒的老年人不要多用。

周末空一点，我还会买只鸡，放点红枣、生姜等炖个鸡汤，有清肺化痰、补益脾脏等作用。

66岁看起来像50岁出头

保健专家许雅萍冬季每天都吃这两样东西

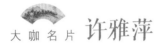

大 咖 名 片　许雅萍

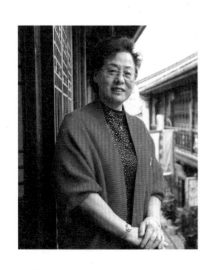

浙江医院中医科及中内科主任、门诊部主任、主任中医师，胡庆余堂客座专家，浙江省医学会健康管理分会副主任委员，浙江省中医药学会内科分会委员、脾胃病分会委员，浙江省医师协会理事。擅长养生保健和消化、老年病、亚健康、肿瘤康复及其他内科疾病的中医治疗。

积极报读者

心情愉悦·身体健康.

许雅萍

有人说，女人是水做的，勤于保养才能驻颜。老一辈女性都知道阿胶能补血散寒，每年冬天都会熬来吃。胡庆余堂客座专家、浙江医院中内科主任许雅萍认为，女人40岁以后，身体便开始走下坡路，这时应该对自己好一点，适当吃些补品。

"一个人可以看年轻几岁，也可以看老几岁，但不论男女，40岁左右开始保养可以为50岁以后的身体打下良好的基础。此外，两条腿不能懒。"许雅萍今年66岁，她有两样东西年年不断，一是燕窝，二是阿胶。每年冬天，她晨起空腹吃5克燕窝，傍晚到家再吃两勺阿胶，加上适当锻炼，让她看起来比同龄人年轻10岁。

女性40岁以后应适当进补

"许医师，你的皮肤这么好，究竟是怎么保养的？"每一位来找许雅萍看病的女性都会抛出这样一个问题。许主任的养生理念是，女性在40岁以前，身体功能处于上升阶段，只要做到起居规律、饮食结构合理就可以了；到了40岁以后，则应该关注养生，适当吃些补品。

"许多人一谈补品就摇头，其实女性因为生孩子等原因，到了40岁左右身体就开始走下坡路，这时可以根据自己的体质选择一些补益类中药食材，比如热体的人可以吃铁皮枫斗晶，寒体的人可以吃阿胶，但燕窝不论寒体、热体都可以吃。"许主任说，许多女性怕冷，每年入冬以后可以吃点阿胶，这样冬天就不会四肢冰凉。

"我在52岁以前每天骑车上下班，冬天下班一到家，最饿的时候先吃两勺自己熬好的阿胶。"许主任说，夏天大汗淋漓、正气消耗，不宜进补，冬天适当补一补最好。

不过，女性在吃阿胶前需要做个妇科 B 超，看看是否有子宫肌瘤。有子宫肌瘤的人不宜吃阿胶，可以用鳖甲胶代替，它有散瘀的作用。

另外，燕窝也是好东西。"有人说燕窝含有激素，我不这么看。纯正的燕窝，其主要成分是金丝燕的唾液，属于蛋白胶质，即便是肿瘤病人也可以吃。"许主任说。

晨起吃燕窝，傍晚吃阿胶

每年冬天，许主任几乎天天吃燕窝和阿胶。燕窝的品种及价格差别很大，有燕碎、燕条、燕盏等，许主任认为要选择正规店家、品质好的燕窝；阿胶也要选老牌的，比如东阿阿胶。

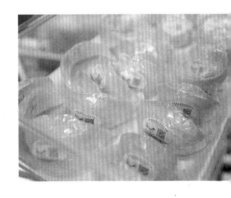

"我每周至少吃 4 次燕窝，每次吃 5 克，因为没时间天天炖，每次都是炖 20 克的量。"头天晚上，许主任先将燕窝浸泡在水里，第二天再过两次水，炖煮时，她在 20 克燕窝里放入 600 毫升水，煮开后改小火炖 4 ~ 5 分钟，待其自然冷却后放入冰箱冷藏，服用时取 5 克，稍温一下即可。

阿胶的做法稍微复杂一些，一般需要 250 克阿胶，750 毫升黄酒，250 克冰糖，500 克炒熟的核桃仁，500 克炒熟的黑芝麻。

"先将阿胶浸泡在黄酒中，三四天后用筷子戳戳看，看它有没有变软，变软的话就加入冰糖，然后将盛放阿胶的搪瓷罐直接放在炉子上煮，边煮边不停地搅拌。"许主任说，要待阿胶全部溶化后再加入核桃仁和黑芝麻，烧开后关火冷却，放在室温下或冰箱内冷藏。火气重的人，可以将铁皮石斛榨成汁，或将西洋参磨成粉，在煮阿胶的时候加到阿胶里。

燕窝和阿胶的服用时间最好分开。每天晨起，许主任会热一下燕窝，先空腹吃 5 克再吃早饭，这样容易吸收；每天下班一到家，空腹吃两勺阿胶。经过这两样东西的多年调补，许主任的皮肤和气色明显比同龄人要好。

男性 40 岁以后可以吃人参或铁皮枫斗晶

"适当进补肯定比不补好，男性也一样，40 岁时保养好了，50 岁以后身体才会好。"许主任说，男性到中年以后容易有高脂血症、高血压等问题，如果不保养，心脑血管疾病就会找上门。

男性 40 岁以后可以吃点人参或者铁皮枫斗晶，但吃人参要辨明体质。红参、高丽参等属于热性，患有高血压的男性不宜吃，可以改吃白参，每年冬至前后开始吃。"我老公也吃参，野山参比较贵，白参力道不够，他就吃红参。从每年冬至时节开始，将红参切片，每天早晨空腹含服 4～5 克。"许主任说，需要注意的是，萝卜会抵消人参的药性，因此从开始吃人参到吃完人参的三四天里别吃萝卜。

许主任的丈夫 50 岁以后患上了高血压，就不再吃人参了，改为服用铁皮枫斗晶。许主任说，除此之外，虫草也适合男性吃。中医认为肾为先天之本，吃虫草可以补肺补肾，尤其适合抽烟的男士服用。

大咖口述 更年期女性可以跳跳交谊舞

吃得下，睡得好，解得出，身体就会好。要做到这三点，除了适当进补外还要适当运动，保持好心情。

保养要合乎自然规律。35 岁以下的年轻人需要多运动，应该隔三岔五地去踏青、骑车郊游；40 岁以后可以快走、跑步；50 岁以上的人应以散步为主；60 岁以上的人关节开始退变，不要去爬山，可以跳跳交谊舞或广场舞，每次跳 1 小时左右，千万不能透支。

年轻时我的运动量很大，打篮球、骑车、跳健身操，样样厉害，现在年纪大了，再加上上下班开车，所以晚饭后就会去散散步。每天吃过晚饭 40 分钟后，我会和老公一起下楼散步，边散步边拍打肚子，再做做颈椎操，所以到现在小肚子也不明显。

女性到了更年期，由于体内激素的改变容易引起抑郁、焦虑，这时可以跳跳交谊舞，多与人交流，心情得到释放，免疫功能也会提高。

第三章

慢性病、肿瘤患者如何养生

YANGSHENG

两餐吃稀饭，不碰腌制品

清晨打太极，傍晚走走路；

国家级名中医周维顺这样控制高血压

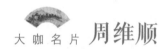

大咖名片 **周维顺**

国家级名中医，浙江省中医院主任医师、教授、双博士研究生导师、研究员、高职称院长级西学中高级研讨班导师，世界中医药学会联合会肿瘤外治法委员会副会长，中华中医药学会肿瘤分会顾问、副会长，中国肿瘤诊治专家委员会副会长，全国中西医肿瘤防治联盟副主席，全国名老中医药专家传承工作室主任。

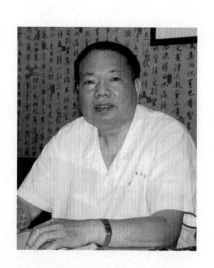

都说高血压是慢性病，一旦患上就需要终身服药。国家级名中医、浙江省中医院双博士研究生导师周维顺教授也算是个有七八年病史的高血压老病号了，最多的时候，他一天要吃 10 多颗降压药。

不过近几年，周教授却用自己的方法，一直将血压控制

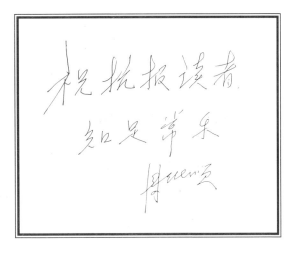

在 110～120 / 70～80 毫米汞柱，每天只需要吃 1 颗降压药。周教授控制高血压的秘诀很简单，那就是遇事不怒，饮食清淡，坚持打拳，定时测血压。

饮食不要重口味

"我从来不吃辛辣、熏烤、煎炸的食物，因为它们往往是重油重盐的；对于咸菜、霉干菜、榨菜等腌制品，我从来不碰；蟹黄、墨鱼蛋、动物内脏等含胆固醇高，我也从来不吃。我平时只吃新鲜蔬菜，吃不完的菜就倒掉，决不会留到第二天。"虽然高血压的发病机制不明，但许多人认为，高盐饮食是罪魁祸首。为了控制自己的老毛病，周教授给自己制定了严格的饮食戒律。

俗话说"病从口入"，但也不是什么都不能吃。为了补充优质蛋白，周教授每天都要吃两三个土鸡蛋，不过他怕血脂高，从来不吃蛋黄。

"饮食清淡，戒掉重口味食物，每人每天的食盐量要控制在 6 克以下，这么做是有好处的。另外，适当食用海产品也有助于降压。"但周教授提醒，有些人有肝肾功能异常、血尿酸升高，平时应该以植物性海产品为主，比如紫菜、海带等。

平时多吃些五谷杂粮和蔬菜，以促进胃肠蠕动，减少便秘的发生，对于预防和控制高血压也有好处。成年人每天摄入 250～400 克谷物有利于预防

慢性病的发生。高血压患者每周最好吃两三次芹菜，因为其中的芹菜素可以舒张血管、降低血压、预防动脉粥样硬化等。

篮球队长变身太极拳达人

年轻的时候，周教授最喜欢打篮球，大学里曾是学校篮球队队长，游泳、羽毛球也样样都行。

"我女儿和我一样热爱运动，她以前读书时，我们父女俩还经常去新华路小学打篮球呢。打篮球能促进血液循环，打完球会觉得一身轻松。工作以后，只要有空，我都会去打篮球。"周教授说，年轻时的运动都是冲撞型的，年纪大起来以后身体吃不消，运动方式也变了，像许多老年人一样，他已经改打太极拳了。

每天早晨5点半，闹钟一响，周教授便会准时起床，洗漱完毕后，他会出门打半个小时太极拳，年复一年，天天如此。问他在哪里锻炼，他指指小区里的花园："门口就有现成的场地啊。"

每天早晨打完拳，吃完早饭，差不多已经7点钟了，周教授会准时赶到医院上班。

一天下来，在医院里忙忙碌碌，下班回家吃过晚饭后他也不闲着，和夫人一起沿着东河走上1个小时。下雨天，他也会撑把伞出门，这时空气好，走路特别舒服。

"适当的运动对治疗任何疾病都是有好处的，对于高血压患者来说也是如此。"周教授坦言，运动的方法因人而异，重在坚持。

定时测血压，遇事不生气

"人要服老，老年人身体机能下降是大势所趋，是不可避免的。《黄帝内经》说：恬淡虚无，真气从之，精神内守，病安从来。要保持良好的心态，豁达乐观地处世，否则便会出现七情内伤。元代名医朱丹溪也曾说过：气血冲和，万病不生。"周教授说，他平时从来不生气，总是想着过去如何，"欲与天公试比高"是年轻人的风貌，老年人多有慢性病，应该重视一个"缓"字：走路要缓，吃饭要细嚼慢咽，心情要和缓。

"我的高血压是家族遗传的，我母亲和三个兄弟都是高血压患者。"以前，周教授一天最多时要吃 10 多颗降压药，如今虽然血压一直控制在理想范围，但他没有擅自停药，每天还会吃 1 颗降压药。早晨、下午、晚上，周教授坚持量 3 次血压，以评估每天的血压变化，一旦出现血压波动，他会先回忆一下近期的生活饮食情况，积极改善，必要时调整药物。

受他的影响，如今他三个兄弟的血压也控制得挺好。他说，改变 A 型性格，顺其自然，淡泊名利，这几条，高血压患者都应该试着去做。

大咖口述 养生要学会喝粥

平时来找我看病的多是肿瘤患者，以消化道肿瘤居多。中医学认为，恶性肿瘤的发病原因主要为气、血、痰、瘀、毒、虚，除了情绪影响以外，饮食因素也占了很大一部分。

春月少酸宜食甘，夏月增辛减却苦，秋月辛省便加酸，冬月少咸甘略戒。现在正处于晚春时节，天气已渐湿热，饮食上应该少吃葱、姜、蒜、辣椒等辛辣之品，以免伤阴耗气；可适当吃些荠菜、马兰头、空心菜等绿叶蔬菜，或选用薏米、红豆煲汤。

还要注意的是，要选择时令蔬果，因为反季节蔬果通常含有大量激素，有碍人体健康。

要养生，离不开泡饭、粥这类清淡、易消化的食物。平时我早上和中午都会吃菜泡饭；每周我还会喝一次药粥，将铁皮、灵芝、薏米、红枣、核桃等放在一起煮粥吃，有抗癌和提高免疫力的功效。

要预防肿瘤，就要做到起卧有时，不要熬夜，也不要一卧不起。长期熬夜损伤人体阴血，一卧不起则耗损人体神气，要"夙兴夜寐，清明在躬"，跟着太阳走。居住之处要整洁，特别是卧室，要保持空气流通，室温适宜，不要放置香味浓烈的花草等物品，装饰也要简单不艳丽，以免干扰心神，造成入睡困难。

养小孩要注意微生态平衡，
乙肝患者不要滥用保健品，

中国工程院士李兰娟的护肝经

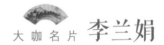

大咖名片 李兰娟

传染病学专家，中国工程院院士，传染病诊治国家重点实验室主任、国家重点学科带头人，中华医学会副会长，教育部生物与医学学部主任，中国卫生信息协会副会长，中国医师协会感染病专科医师分会会长、肝衰竭与人工肝学组组长，浙江省医学会会长。

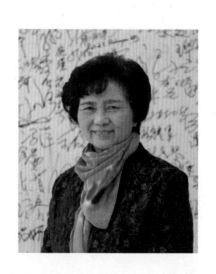

传染病诊治国家重点实验室主任、中国工程院院士李兰娟虽已年届七旬，但仍然忙碌不停，科研、门诊、讲座……全国各地到处跑。

李院士在 2016 年递交的一份提案中，呼吁推广乙肝防治"三免政策"，包括免费检测乙肝三系和肝功能、对易感人群免费接种乙肝疫苗和对肝功能不好的乙肝患者免费进行抗病毒治疗。

对于乙肝患者，她建议接受正规治疗，切忌只用中药而忽略了抗病毒治疗；不要滥用保健品，否则可能会导致肝损伤。养孩子不是搞得越干净越好，让孩子接触少量环境中的微生物反而会提高免疫力，有利于健康成长。

呼吁全国免费乙肝检测、接种疫苗

数据显示，我国有慢性乙肝病毒感染者约 9300 万例，其中慢性乙肝患者约 2000 万例；每年因慢性乙肝导致肝硬化和肝癌死亡的患者达 30 余万例；每年新发乙肝患者 50 万～ 100 万例。

在 2016 年的全国"两会"上，李兰娟院士递交了一份提案。她建议，在常规体检中检测乙肝三系和肝功能；如果发现乙肝三系全部阴性，就是乙肝病毒易感人群，应该免费接种疫苗；如果发现肝功能不好或乙肝病毒抗原阳性，应免费给予抗病毒治疗，即医保给予报销。

"通过'三免'，即免费检测乙肝三系和肝功能、对易感人群免费接种乙肝疫苗、对肝功能不好的乙肝患者免费进行抗病毒治疗，能够明显减少乙肝新发感染率，减少肝硬化、肝癌等的发生，降低病死率。"李兰娟说，这样通过 5 ～ 10 年的努力，能使我国的乙肝感染率从 7% 降到 3% ～ 4%，从高流行区变成中低流行区，从而甩掉"肝炎大国"的帽子。

她算了一笔账：如果全面实施成人易感人群免费接种工作，国家投入疫苗接种费约 110 亿元，可在 5 ～ 10 年内使我国的乙肝报告发病率从 50/10 万～ 100/10 万降至 10/10 万～ 20/10 万，获得的总经济学效益达 4235 亿元，即乙肝疫苗成人接种的净效益高达 4125 亿元。

当然，这还只是个提案，在"三免"还未实现的今天，为自身健康考虑，我们自己也可以去做个乙肝相关检查，费用也不贵。

乙肝患者不要滥用保健品和中药

门诊中，不少患者会问李兰娟院士，中药可以抗肝纤维化吗？哪些保健品对改善肝功能有好处？

李院士说，中药对护肝治疗确实有一定的作用，但千万不能只用中药而忽略了抗病毒治疗，更不能滥用中药、补药、土方、偏方等，以免增加肝脏负担，甚至引起药物性肝损伤。

慢性乙肝患者，特别是老年患者一般都伴有慢性病，建议不要滥用保健品，以免导致肝损伤。

在饮食方面，慢性乙肝患者要严格戒酒，尽量戒烟，因为烟酒均可加重肝脏纤维化，甚至引发肝癌，还要少吃油炸食品。在运动方面，肝功能不正常时不主张剧烈运动，但可以做一些轻微的有氧运动，比如散步；肝功能正常时可进行中等强度的有氧运动，比如慢跑、游泳等，但应避免过度劳累。

如果家属中有人患有乙肝，自己也要查一查是否携带乙肝病毒，一旦发现自己已携带了乙肝病毒，就要接受专业医生的治疗。建议乙肝病毒感染者至少每隔半年做一次乙肝相关检查，包括肝功能、乙肝三系和乙肝病毒载量等。如果是 40 岁以上的乙肝患者，建议每 3 个月做一次乙肝相关检查。

乙肝妈妈也可以给新生儿哺乳

现在二孩政策全面放开，生孩子成了一个热门话题。那么，为了避免新生儿感染乙肝病毒，需要提前做点什么呢？

李院士建议，有乙肝患者的家庭，特别是女性乙肝患者，若有生二孩的需求，应尽量在孕前应用干扰素或者核苷类药物，以期在孕前 6 个月完成治疗，在治疗期间应采取可靠的避孕措施。若乙肝患者已经怀孕，则应进行定期复查。若仅为乙肝病毒携带者，如果病毒载量在 10^6 以上，建议在怀孕 24 ～ 28 周开始给予替诺福韦等抗病毒治疗，以阻断母婴传播。

新生儿出生后 24 小时（最好 12 小时）内注射乙肝疫苗和乙肝高价免疫球蛋白，出生后 1 个月、6 个月分别注射第 2 针、第 3 针乙肝疫苗，可以使 90% 以上的婴儿免受乙肝病毒感染。

新生儿出生后如果注射了乙肝疫苗和乙肝免疫球蛋白，即使是乙肝病毒阳性的母亲也可以给新生儿哺乳。

不能不讲卫生，但也不能过度清洁

在养育孩子的过程中，李兰娟院士说有一点必须要提："养小孩子要注意微生态平衡，过度清洁或者不讲究卫生都是不正确的。"

出于对环境卫生的担忧，很多孩子一出生就被父母养在洁净的环境中，越干净越好，如奶瓶每天都要进行高温消毒。长大点，孩子要爬树？太危险。玩泥巴？太脏了。去草地？太多蚊虫。抓蝌蚪？掉到河里怎么办。捉小虫子？感染细菌怎么办……这个不许，那个不让，中国的家长对孩子们太"爱"了。

李院士是中华预防医学会微生态专业委员会副主任委员，是微生态学方面的专家，她说："我们做过动物实验，让老鼠在无菌环境下剖宫产，养在无菌的笼子中，吃无菌的食物，它的毛发稀疏长不大，免疫细胞也发育得很差，甚至连生育能力都很差；将老鼠养在有细菌的空气环境中，它就生龙活虎，毛发长出来了，免疫功能也提高了。所以人类的免疫系统是在和细菌的不断对抗过程中日渐完善的，适量地接触细菌会锻炼孩子的免疫系统。"

水至清则无鱼，对免疫功能的提升不利；反之，过度邋遢也是不可取的。日常生活中要培养孩子良好的卫生习惯，比如饭前便后要洗手，勤剪指甲，不与他人共用毛巾、水杯等物，防止流感及其他传染病的发生。

冬吃萝卜夏吃姜
不吃牛肉少吃盐，

国家级名中医、肾病专家王永钧这样护肾

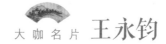

大咖名片 王永钧

杭州市中医院肾脏内科学术带头人、博士生导师，国家级名中医，浙江省名中医研究院副院长、研究员，世界中医药学会肾病内科专业委员会学术顾问，第二、四批全国老中医药专家学术经验继承工作指导老师。曾领衔完成国家"十一五"科技支撑计划、科技部"八五""十五"科技攻关项目以及省市科研课题10余项，获浙江省科学技术奖一、二、三等奖及杭州市科学技术奖一、二、三等奖等。1992年被评为享受政府特殊津贴专家。

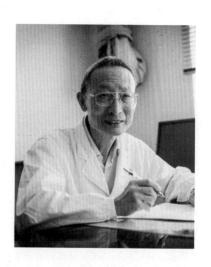

祝杭报读者

自得其乐，助人为乐，知足常乐，快乐工作。

王永钧

国家级名中医王永钧是全国著名的中西医结合治疗肾病的专家，但许多人不知道，他年轻时也曾是一位肾病患者。因为一位西湖船工给的偏方，他的肾病治愈了，其后辞职学医，还总结了一套独特的护肾经。

如今已经 83 岁高龄的他，每周要看 4 个半天门诊，其余时间在工作室整理临床经验、著书立说、搞学术研究，还要在病区会诊疑难患者，工作一点都不轻松，但是他走起楼梯来一步两个台阶，显得很轻松。王老平时最常吃的是萝卜和嫩姜，他说，肾脏不好的人不适合吃牛肉，饮食要清淡，别吃低钠盐。

新鲜草药、西红柿豆腐、黑鱼粥治好了他的肾病

"我今年 83 岁，和同龄人相比，我的生命宽度可能比他们更宽吧。"看完门诊，王永钧老先生就自我调侃起来。虽然年轻时得过一场肾病，但是现在的工作量还是那么大，应该说生命的价值在他那里得到了放大。

"1951 年我才 18 岁，有天早上醒来，发现脸和脚都肿了，去医院一瞧，小便尿蛋白有 4 个加号，医生说我得了肾病综合征。"王老先生回忆道，那时没什么特效药，连最基本的利尿剂也没有，医生说就是住院也治不好。

王老当时病得很厉害，早上起来头上水肿，一按一个坑；到了晚上就变成了脚肿，肿得穿不了鞋子。后来，他听病友说西湖边有个船工，是位祖传的草药医，于是就去找他看病。

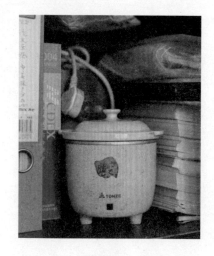

　　"这个船工告诉我，肾病要忌嘴，不能吃盐和牛肉，最好吃豆腐烧西红柿和黑鱼片滚粥。另外，他还采了些新鲜草药，让我每天早晚各吃一次。"王老先生说，大约吃了半年草药，水肿就好起来了，再去医院化验小便，尿蛋白已经没了，肾病也好了。

　　病愈后，王老先生对中医产生了兴趣，想知道自己究竟吃了哪些草药，但查了许多医书也不得而知，于是就跟着这位船工去郊外采药。为了学医，他辞去了当时的工作，天天在家背诵中医典籍《汤头歌诀》和《药性赋》，还拜了当时杭州的一位中医师王显庭为师。"学了中医以后，我才慢慢摸索出当时吃的草药，猜想应该有土牛膝、脱力草、老勿大等，它们可以益肾、利水、消肿。"

肾病患者牛肉和低钠盐断不可食

　　"得病的那半年，我一点盐都没吃过，现在也一直保持低盐饮食。"王老说，低钠盐适宜于高钠低钾的人食用，但肾病患者不能吃低钠盐，因为肾功能不好时钾很难排出去，而且肾病患者往往会服用保钾的药物，如降压药和利尿剂。"肾功能不好容易导致高钾血症，还容易出现心脏问题。我曾遇到过一位尿毒症患者，就因为高钾血症导致心搏骤停而去世。建议大家买盐时选择普通盐即可。"

　　当时船工不让他吃牛肉，后来，王老先生特地为此去查了医书。"孙思邈的《备急千金要方》里就提到，肾病患者'牛肉断不可食'。国外也有报道，肾病患者出现水肿、蛋白尿时不能吃牛肉，因为牛肉中的氨基酸与其他肉类中的氨基酸不同，是一种非必需氨基酸，多吃可以引起肾小球高滤过、高灌注、高压力，从而引起蛋白尿的发生，使肾病加重。"

　　"这么多年来，我几乎没吃过牛肉。"得过肾病，又从事中医行业，王老对自己的饮食严格管理，吃饭时控制总量，菜的味道特别清淡，一般会吃些鱼和河虾，吃了河鲜后就不会再吃肉。"从中医角度来讲，黑鱼、鲤鱼、鲫鱼都可以利水祛风，肾病患者可以适当食用。"

临床中常常有人问王老：肾病患者可不可以吃豆制品？王老说，中医很早就提出大豆、黑豆、赤豆能够治疗肾病水肿，还有一味古方成药——黑料豆丸，就是专门治疗肾病的，所以王老建议肾病患者多吃豆腐等豆制品。"豆类含有 8 种人体必需氨基酸，还有多种生物活性成分，其中的大豆异黄酮对人体也是非常有益的。"王老及其学生的《不同低蛋白饮食疗法延缓慢性肾功能衰竭进程的实验研究》课题就专门研究过这个。

门诊中，大部分患者得的是 IgA 肾病，其中不乏孩子。这种肾病在亚洲最多见，在我国也占了肾病总数的 50%。王老提醒，得了扁桃体炎后一定要查尿常规，因为扁桃体炎可以产生更多的分泌型 IgA，血液中的 IgA 增多后就会在肾脏中沉积。"小便时泡泡多，就要警惕了。还有，糖尿病患者要经常查查尿微量蛋白，不要认为没有症状就不进行规范治疗，等到引起肾病就很难治好了。"

打太极拳可以放松精神，提高免疫力

提到运动，王老说他最推崇的就是打太极拳。这项运动手脚并用，眼睛也跟着一起动，能提高人的专注性，而且这项运动轻柔缓和，很适合肾病等慢性病患者锻炼。

每天早上 6 点，王老会准时到公园打太极拳，一套 90 多式的太极拳，打完需要 1 个小时，有时他还会教别人打。"7 年下来，我感觉体力明显增强了，过敏体质也慢慢改善了。太极拳动静结合，特别适合患有慢性病的老年人锻炼。"

上下班时王老经常选择走路，在医院里有电梯他也不坐，喜欢走楼梯，每次上楼时一步跨两个台阶，有时年轻人都追不上他。

如何做到快乐地养生？王老说，养生首先要有一份快乐的工作，其次要能做到恬淡虚无、知足常乐。"我是学过西医的中医，每周看 4 个半天门诊，其他时间都在查房、会诊，但我从没觉得累。当医生 60 年，我庆幸找到了一份自己喜欢的工作。"

大咖口述 养生四件套：茶、参、嫩姜和萝卜

一年四季，我常吃四样东西来养生保健：茶、参、嫩姜和萝卜，我称它们为"养生四件套"。

喝茶，我最常喝的是千岛湖高山绿茶，因为它无污染。茶叶富含茶多酚，可以抗氧化，还能清心、明目、提神。每天早、中、晚，我都要取一些新茶，用开水冲泡后喝上两三杯。

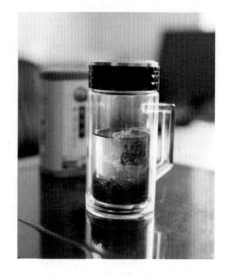

冬天我会吃点人参。参分红参、白参和西洋参，体质偏寒的人适合吃红参，体质偏热的人适合吃西洋参，体质平和的人则可以吃白参。我体质偏寒，所以一般吃白参和红参。一般我会将人参加入开水后用小火炖，这样比泡水喝效果更好。夏天到了，阴虚火旺的人可以吃些西洋参，体质偏寒的人还是建议吃些红参。

俗话说"冬吃萝卜夏吃姜"，我也很喜欢这两样东西。夏天，我会将嫩姜切成薄片，加入糖、醋、酱油后凉拌，再放入冰箱冷藏，平时就着泡饭吃，可以散寒。我还经常买些白萝卜回家煮汤喝，可以化湿。许多人爱吃萝卜炖仔排，但肉汤里嘌呤含量高，因为我本身尿酸偏高，所以就改用开洋煮萝卜，这样吃更健康。

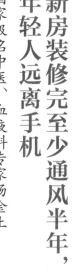

新房装修完至少通风半年，
年轻人远离手机

国家级名中医、血液科专家汤金土

这样预防血液病

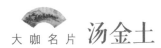 大咖名片 汤金土

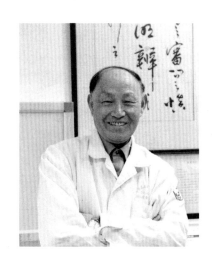

国家级名中医，主任中医师、教授、
博士生导师。

环境污染乃百病之源，
健康从走路开始！
汤金土

说起养生，汤金土谦虚地摆摆手："每天坐门诊，从早忙到晚，哪有什么养生之道哦。"

但是，作为国家级名中医，汤教授还是有一些"私藏秘诀"的：他每天早上要吃一个猕猴桃，晚上要快走40～60分钟，中午空的时候还会骑辆公共自行车去西湖边溜达一圈。

汤教授是血液病专家，他特别提醒大家，要警惕装修污染，房子装修完至少得通风半年再入住。另外，他建议年轻人远离手机，手机有辐射，不要放在裤袋里或枕头边。

每天一个猕猴桃、一根苦瓜

汤教授每天晚上10点左右睡觉，早上5点半起床。

早饭是汤教授自己准备的，食材包括鸡蛋、牛奶、包子……因为血糖有点高，所以他基本上不吃稀饭，以前爱吃的宁波汤圆这几年也少吃了。另外，他每天早上要吃一个猕猴桃，因为猕猴桃含有丰富的维生素C和抗氧化物质。

中餐、晚餐基本在家吃，以清淡为主，少盐，不放味精，多吃当季蔬果。苦瓜有降血糖的作用，他每天都要吃一根。一直爱美食，偶尔也会"放纵一下"，吃点红烧肉，"有时候没肉就吃不下饭"，汤教授说。

杭州人素有进补的习俗，特别是冬令进补，汤教授是怎样补的呢？每年冬天，他会吃一根六七克大小的野山参，不用特别高档的，价格在两三千就可以。平时（特别是夏天），他会用新鲜铁皮（2根）加点西洋参（10片左右）炖水喝。

下雨或下雪时，打着伞也要去快走

年轻时，汤金土是运动健将，武术、划船、排球、羽毛球、溜冰，样样都行，甚至当年浙江中医学院仅有的两双溜冰鞋都是被他溜坏的。因为爱运动，所以直到现在他的身板子还是挺结实的。

如今在门诊看病都是坐着，活动量少了，所以晚上只要天气不是太恶劣，他都要去快走，即使下雨或下雪，打着伞也要出门活动一下，这个习惯他已经保持好几年了。

"每天晚上我都要去快走 40 ～ 60 分钟，不是散步，散步是没效果的。"他说，每天快走 30 分钟以上有助于预防中风，对促进心血管系统的活力、提高呼吸肌功能、降低血液中的胆固醇含量、预防高血压都有很好的作用。

在张同泰坐诊时，因为离西湖近，他每天中午会骑辆公共自行车去西湖边溜达一圈。

新房装修完 4 年都还没入住

作为血液病专家，汤金土每年都要接触上千名白血病患者，有些患者令他印象深刻。

一个才 2 个月大的婴儿被查出患上了白血病，父母不抽烟、不喝酒，家族里也没有白血病患者，对于孩子的发病原因，大家百思不得其解。后来原因终于找到了，原来孩子的父母开了一家低端的皮具店（卖箱包），店里的皮具气味很重。孩子出生没几天，妈妈因为忙着要做生意，每天一早就把孩子带到店里，晚上关门后再把他带回家。

还有个 50 来岁的患者，平时身体一直很健康，突然就得了白血病，医生分析认为，这可能和他近几年频繁染头发有关。

汤教授说，白血病的病因目前尚未明确，但普遍认为与环境污染有关，如家庭装修导致的室内环境污染、新车内的甲醛污染等。"我自己的新房装修完已经 4 年了，到现在还没去住呢，上周去转了转，感觉家具还是有点味道。"当然，没入住还有一个原因，现在住的地方上下班、买菜更方便。

他建议，房子装修完以后起码得通风半年，里面多放点绿色植物，入住之前最好找相关机构检测一下室内的空气质量，看看甲醛含量有没有超标。同样，刚买的新车也要多开窗通风，放几包活性炭吸附甲醛。

他还想提醒年轻人要远离手机，机不离手不仅对视力有影响，手机辐射对身体也不好，特别是男性，白天不要把手机放在裤袋里，晚上睡觉时也不要把手机放在枕头边。

针对血液病患者，汤金土教授有以下建议：

饮食要以清淡为主　热性的食物要少吃，如牛肉、羊肉等；热性的水果也要少吃，如橘子、桂圆、榴梿、荔枝等。

运动量要适当　冬天的早上，最好 9 点左右再出门活动，运动 30 ～ 60 分钟就差不多了，不要太累，"别学我，下雨下雪天也出去活动"。

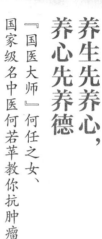

养生先养心，
养心先养德

『国医大师』何任之女、
国家级名中医何若苹教你抗肿瘤

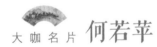

大咖名片　何若苹

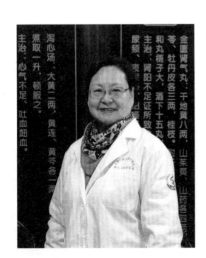

　　国家级名中医，主任中医师、博士生导师，第五批全国老中医药专家学术经验继承工作指导老师，浙江省中医药学会理事、妇科分会副主任委员。出身于中医世家，是"国医大师"何任教授的女儿、高徒兼助手，主攻中医内科、妇科及肿瘤的诊治。

> 虚邪贼风 避之有时
> 恬淡虚无 真气从之
> 精神内守 病安从来
>
> 《素问·上古天真论》
>
> 何若苹

说起养生，国家级名中医何若苹谦虚地称，自己才60岁，作为养生专家还不够格，但可以和大家分享一些健康的生活方式。

虽已到花甲之年，但何医师头发乌黑，皮肤红润光泽，语声清脆，性格爽朗，见过她的人，可能都会猜她才50岁左右。

何若苹认为，养生先养心，养心先养德，如果有仁爱之心和良好的心态，身体的免疫功能自然会达到最佳状态。何医师的日常饮食以清淡为主，早晚喜欢喝粥，且首选薏米粥。针对日益增多的肿瘤患者，她认为，不必谈癌色变，并主张不断扶正，适时祛邪，随证治之。同时她还推荐了一些抗癌食物，如荠菜、胡萝卜、山药、芋头、黑木耳、薏米、黑芝麻等。

何医师的养生心得可以归纳为：淡泊名利，乐于奉献；饮食有节，以素为常；起居有序，适度锻炼；心胸宽阔，善待他人。

养生先养心，养心先养德

自古名医多长寿，在2009年评选出的首届"国医大师"（全国共30名）名单中，年龄最大的已经93岁，最小的也有74岁，从事中医临床和中药工作的时间均在55年以上。他们虽年至耄耋但精神不倦，诊治疾病思路清晰，带教学生不遗余力。这些八九十岁的老人能有如此健康的状态，与他们常年注重养生是分不开的。

何若苹认为，养生先养心，养心先养德。孔子谓"大德必得其寿""仁者寿"，通过自身道德性情的修养，可以帮助我们净化心灵，使思想纯正健康，情志恬淡愉悦，心神安宁，从而达到气息调和、气血畅达的目的。

何若苹出身于中医世家，祖父何公旦是民国时期杭州著名的中医，父亲何任享有中国"金匮研究第一人"的盛誉，被授予首届"国医大师"称号。作为钱塘"清源何"第三代传人，她从小熟读《黄帝内经》《伤寒论》《金匮要略》等中医经典，耳濡目染父亲的大家风范。

有人曾将何任的医德与医风做了以下概括：严于律己，远离吹嘘；乐于奉献，落实承诺；爱憎分明，宽容大度；言传身教，重在务实。

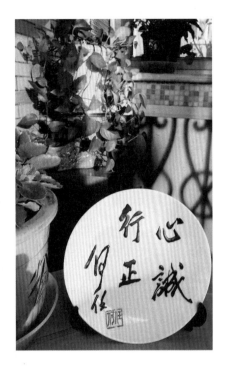

就是在这样的言传身教之下，何若苹养成了低调和不争的个性，喜欢踏踏实实地做好每一件事情。"人的一生总会遇到许多来自不同方位的压力、矛盾，甚至是严重的冲突或打击，良好的人生态度有助于养生，即所谓'知足者常乐'。"

医学研究也证实，在人体中，精神－神经－内分泌系统三者之间存在着密切联系。一个人如果常怀仁爱之心，胸怀坦荡，就容易保持良好的心理状态，这样可以提高人体的免疫功能，促进有利于机体健康的激素分泌，使人体各组织器官的功能协调并达到最佳平衡状态，从而有利于防病保健、延年益寿。

所以，养生首先要做到淡泊名利，心存仁德之心，与人为善，常怀感恩之心。何若苹把父亲写的"心诚行正"四个字做在盘子上，摆在书桌前，时时勉励自己。

饮食清淡，爱喝薏米粥

欲养脾健胃，关键在于保持健康的饮食习惯和进行适当的运动。

前者，要做到饮食有节，杂食不偏，宜温不凉；后者，中医理论认为，脾主四肢，脾气虚弱则四肢疲乏、精神倦怠、食欲不振，适当运动则精神爽朗、精力充沛、四肢有力，进食亦觉甘美，故适当运动可调养脾胃。

何若苹日常饮食清淡，食材烹饪多采用蒸、煮、炖的方法，以保持原汁原味，同时忌辛辣油炸食物。早餐和晚餐喜欢喝粥，以薏米粥为首选。

薏米味甘、淡，性凉，归脾胃、肺经，能健脾渗湿、除痹止泻、清热排脓，常用于水肿、脚气、小便不利、脾虚泄泻、肺痈等病证。"家父何任教授积累数十年临床经验，认为薏米具有扶正抗肿瘤的作用。"她说。

首先选用粒大、色白、饱满的国产薏米，每日取 30 ～ 60 克，放在砂锅中煮成稀饭状，也可加入少量红枣同煮，每日早晚空腹食用。为方便起见，也可将 250 克薏米放入高压锅内煮熟，待冷后置于冰箱内，食用时取适量略煮即可。

李时珍在《本草纲目》中记载，粥有 62 种之多。清代中医、温病学家王士雄明确指出，"病人，产妇，粥养最宜"，并将粥誉为"世间第一补人之物"。

何若苹把粥分为三类：

白粥　单用大米、麦、粟或玉米等煮成。

食品粥　在白粥中加入其他食物同煮。

药粥　在白粥中加入中药同煮而成，有健补脾胃、扶助正气的作用。

她推荐了几款药粥，可供不同人群选择：

入暑之初　可用大麦和粳米煮成粥，以养胃扶正、清热解暑。

中老年人反胃呕吐、腹痛者　取生姜 30 克（切成片）、炒米 50 克煮成粥。

治咳血、吐血　可用白及粥补中气止血。

糖尿病患者　可用山药薏米粥补益脾胃、养肺滋肾。

"另外，平时还要多吃水果。有人说自己脾胃虚弱，冬天吃水果太凉，容易拉肚子，我教大家一个方法：将水果切成丁，用点藕粉调和一下，做成水果羹，这样吃起来就热乎乎的了。"何若苹说，自己冬天也会这样吃水果。

多吃抗癌食物，保持良好心态

现在肿瘤患者很多，作为中医肿瘤专家，何若苹有什么建议呢？

"谈癌色变，自古皆然。其实，癌症真的没那么可怕，我们主张带病延年。"她介绍，1973年其父何任被查出膀胱癌，做了肿瘤切除及膀胱部分切除手术。术后，何老结合自己多年的临床心得，摸索出中医治疗肿瘤"不断扶正，适时祛邪，随证治之"的十二字法则，自服中药进行调理，从1973年确诊到2012年过世，历时整整38年。

"不断扶正"，就是指治疗自始至终要调整正气，培益本元，以提高抗病能力。在不同的阶段，用药程度可略有轻重。"适时祛邪"，即适时地服用中医抗癌药。比如待放化疗告一段落，或在恢复期间，可适时地服用一些抗癌中药。"随证治之"，指肿瘤治疗过程中，由于症状、病程、年龄、性别以及饮食、环境的不同，每个人出现的证情也多种多样，用药要视证情而进出。

"扶正，不仅要益气健脾、温阳补肾，而且要养阴生津；祛邪，不仅要清热解毒、活血化瘀，而且要化痰散结、理气解郁；至于随证治之，更是变化纷呈。"何若苹说，来她这里看门诊的肿瘤患者，有的已经带病生存了一二十年，所以患了肿瘤不要过于恐惧。

她还推荐了一些抗癌食物，如甘蓝（俗称卷心菜）、荠菜、莴苣、胡萝卜、山药、芋头、黑木耳、麦麸、薏米、红薯、黑芝麻、猕猴桃、菱角、泥鳅、海参、海带等。

另外，病由心生，所以情志修炼也很重要，肿瘤患者要做到心平气和，乐观开朗，移情超脱。

30岁后人养胃 30岁前胃养人，

市级名中医张志娣教你在饮食中学会防癌

大咖名片 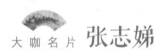 张志娣

杭州市中医院主任中医师、肿瘤科副主任，浙江中医药大学兼职教授，全国第二批名老中医杨少山学术继承人，全国第三批优秀中医临床人才，市级名中医。从事临床工作30年，先后师从国家级名中医杨少山、刘嘉湘、陈湘君、黄煌、祝之友及"国医大师"孙光荣。在国家核心期刊上发表论文10余篇，合编《胃癌调养》《杨少山经验集》等著作。

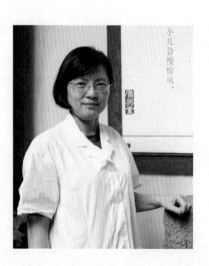

"《黄帝内经》开篇第一章就讲到中医的养生法则:法于阴阳,和于术数,食饮有节,起居有常,不妄作劳。"采访市级名中医、杭州市中医院肿瘤科副主任张志娣教授时,她翻开小本子说,这几句话她都抄录了下来,意思是要保持运动锻炼,不过饥不过饱,饮食、睡眠有规律,不熬夜,工作、生活尽可能不过度劳累。几十年来,她一直都是这样做的。

消化系统肿瘤患者较多,张志娣教授认为,60%的癌症与后天的生活方式有关。作为医生,她自己也有一套防癌抗癌经:清淡饮食,因为高盐饮食容易刺激胃黏膜;一早起来不要空腹吃水果,因为寒凉之物容易遏制人体阳气;每天蒸铁棍山药吃,因为山药是最好的抗癌食物。

50 岁以后少盐少糖,基本吃素

"我很少挑食,不会这个不吃那个不吃。"对待饮食,张志娣教授一直很随性,不过不管吃什么,她都有个度。

"过了 50 岁,我吃素多,吃荤少。早餐一个鸡蛋搭配一个面包或馒头,碳水化合物一定要有。"许多人为了减肥不吃米饭面食,张志娣教授说,碳水化合物是饮食基础,即使以治疗肥胖为目的,这样的饮食习惯也不能长期保持。

张志娣教授一般每天只吃一个鸡蛋,用来补充优质蛋白和维生素 A。如果早餐吃了白水煮鸡蛋,中晚餐就不会再吃鸡蛋做的菜,以免胆固醇升高。

她喜欢原汁原味,崇尚自然、健康,平时做菜基本都以蒸、煮为主,其中特别重要的一点是少盐少糖,这样可以预防肿瘤的发生。

"高盐食物可以损伤胃黏膜,是导致胃癌的间接因素。有些人的胃黏膜已经受损,还持续吃太咸的食物,这样会刺激胃黏膜,加速癌变。"张志娣教授说,少糖也是一个重要的饮食原则,因为肿瘤细胞喜欢糖分,她建议肿瘤患者要少吃糖。

工作中,张志娣教授都会泡一杯龙井茶。龙井茶比较淡,不太刺激胃,到了晚上她也会喝,只不过不再加新茶。

"我喝茶的习惯已经有二三十年了。"张志娣教授说，喝水对身体有好处，可以排毒、促进新陈代谢，皮肤也会更好。

每天一个苹果、一根香蕉

苹果和香蕉是四季都能吃的水果，也是张志娣教授的最爱。

"水果中我最爱吃苹果，它可以抗衰老，对皮肤也好。"相较于粉粉干干的蛇果，张志娣教授更偏爱甜甜脆脆的红富士。有的人喜欢一早起来空腹吃水果，她不赞成。水果偏寒凉，中国人的胃与从小就喝冷水的老外不一样，大部分偏寒，要注意保护。

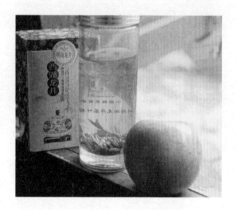

"中医认为人体早上阳气生发，不主张用寒冷之物来压制，所以早起空腹吃水果并不合适。俗话说，30岁前胃养人，30岁后人养胃，意思就是30岁以前吃冷的问题不大，但到了30岁以后体质就基本定型了，需要我们养胃护胃。"每天中午12点到下午1点，张志娣教授要睡个子午觉，起来以后就吃一个苹果。

晚饭后，她还会吃一根香蕉。"香蕉含有天然的血清素和褪黑素，还是天然的安眠药，特别适合更年期女性吃。"张志娣教授说，香蕉中的镁离子可以使肌肉放松，助人入眠；另外，它口感糯糯的，对胃肠道也好；香蕉还能增加大脑中使人愉悦的物质，帮助多愁善感的人解除抑郁。

铁棍山药蒸着吃，环湖走路调身心

防癌抗癌离不开饮食和运动。在抗癌食谱里，山药名列其中。1997年，张志娣教授成为国家级名中医杨少山的弟子。在杨老的带教下，她开始关注中药食材。

　　近5年来，张志娣教授每天都会切一段
细细的铁棍山药，带皮蒸熟吃，代替一顿主
食。她认为，山药药食两用，它的保健功能
是许多药材无法代替的，有"白人参"之称。
山药不仅能补肺健脾，还有益肾填精的作用，
在《本草纲目》中被列为上品。铁棍山药比
普通山药营养价值更高，蒸着吃最好。

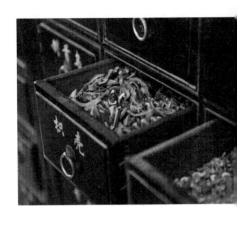

　　中医讲究养心，心情不好，工作、生活中老是有烦恼，癌症就会找上门。
近10年来，张志娣教授每逢双休日都会沿西湖快走。一到周末，只要没事，
她必定在早晨6点起床，带上一瓶水去环湖走，从六公园沿西湖南线走，一
直走到曲院风荷，然后坐车回家，这一趟往往要花两三个小时。冬天稍微晚
一些，吃完早饭到9点左右再出门。

　　"我喜欢走路，走路让我心情愉悦，有时走着走着，平时解决不了的问题，
就会想到解决的办法。"张志娣教授说，走路走到微微出汗是最理想的，不
但可以减肥，还可以改善睡眠，对骨骼健康也有好处。

大咖口述　进补不如排毒

　　60%的癌症与后天的生活、饮食习惯有关。现代人物质生活条件好了，
首先需要的是排毒，而不是总想着要补充什么。

　　排毒要多喝水，保持大便通畅，还要学会减压，保持好心态。总的原则
是选择非药物方式，通过科学饮食、合理运动来实现，必要时可以求助医生。

　　每人每天应该喝1500～2000毫升水，大约为一个热水瓶的量，白开水
最好。

　　60%的乳腺癌患者都有过不愉快的生活经历，所以平时一定要学会调节
心态。每个人都有适合自己的减压方式，我比较推荐打球、游泳、走路等。

　　胰腺癌、结肠癌等消化道肿瘤的发生则与暴饮暴食有关，所以平时饮食
一定要有节制。

不喝桶装水，
不吃磨成粉的保健品

来看看乳腺外科医生徐海滨是如何养生的

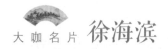

大咖名片 徐海滨

杭州市中医院乳腺外科主任、主任医师、教授，曾在意大利米兰欧洲肿瘤研究所进修学习。中国中医药促进会乳腺病专业委员会委员，浙江省抗癌协会乳腺癌专业委员会委员，中国医药教育协会乳腺疾病专业委员会浙江分会常委，浙江省中西医结合协会普外科专业委员会委员，杭州市医学会理事，杭州市中西医结合学会理事，杭州市医学会外科专业委员会委员。

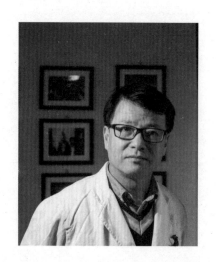

有一位外科医生，他乐观、积极，喜欢在手术室里放巴萨诺瓦音乐，带着孩子走过了不少国家，拍摄了上万张照片。他叫徐海滨，是杭州市医学重点学科——杭州市中医院乳腺外科主任。与徐海滨打交道最多的就是乳腺癌或乳腺病患者，其中有男也有女。

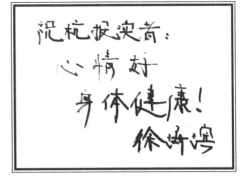

"每年，我都要为近 10 个乳腺发育异常的大男孩开刀。"说起乳腺病，徐海滨特别有感触。为了减少塑化剂对孩子的影响，他家从来不喝桶装水，儿子小时候更是没用过塑料奶瓶。为了预防肿瘤，他身体力行，家里的食用盐都是无碘盐，炒菜也只用山茶油，磨成粉的保健品更是不吃。

不吃磨成粉的保健品

每天和乳腺病打交道，徐海滨身边永远不缺女粉丝，只要他在办公室里一坐下，就不断有女患者敲门找他看片子。

"现在随着人口老龄化，乳腺癌的高危人群也在增加。目前我国每年新发的乳腺癌患者有 25 万人左右，这个数字和美国差不多。我国乳腺癌的发病率为 30/10 万，不算高。"徐海滨说，乳腺癌的发病与雌激素水平密切相关。"有句话叫'红颜薄命'，女性体内的雌激素水平高了，皮肤会更光泽，但乳腺癌的发病风险也增加了。"

在家里，徐海滨从来不吃保健品，他爱人也是。"哈士蟆、蜂胶、羊胎素等保健品都含有动物源性雌激素，只要把它们含在舌下或涂在皮肤上，其中的雌激素就能被人体吸收，直接作用于乳腺，所以服用保健品要特别慎重。更何况许多保健品还可能添加了工业合成的雌激素，服用后有害无益。"

"保健品，尤其是磨成粉的保健品，我们从来不吃。这类粉剂保健品可能含有大量的添加物，比如人参。"徐海滨说，人参并非人人都适合吃，更不能长期服用，盲目服用对人体造成的危害可能大于获益。

女性应该如何预防乳腺癌呢？徐海滨说，这个问题他爱人从来没有问过他，不过以前强调女性要定期自查乳房，如今业内却存在争议，因为自查乳房并没有明显提高早期乳腺癌的检出率。

"对于身边的女性朋友或亲属，我会建议定期去专科医院做乳腺检查。"徐海滨说，年轻女性一般每半年到一年做一次乳腺B超即可；而40岁以上的女性，建议每一到两年做一次乳腺钼靶检查。

不喝桶装水和瓶装矿泉水

乳腺病绝不是女性的"专利"，每年，徐海滨都会碰到两三个男性乳腺癌患者。那么男性也需要定期检查乳腺吗？徐海滨笑着摇摇头，他说，反倒是小男孩要特别注意。"男性乳腺发育在青春期孩子中很常见，每年，我都要为近10个大男孩开刀，他们大多在20岁左右。这个时候他们通常要上大学住集体宿舍了，有的男孩就要求来做手术改善外观。"徐海滨说，父母们都比较关心女孩的乳腺发育问题，但很少关注男孩。其实，乳腺发育对男孩的心理影响很大，这些男孩往往有驼背，不愿参加打球等活动。最严重的一个男孩，手术中切下的乳腺重达五六千克。

"有的男孩并不肥胖，乳房却明显隆起，其原因可能是身体对雌激素敏感，再加上平时经常吃雌激素含量高的食物。"徐海滨自己也有一个儿子，生活中，他尽量避免塑化剂等外源性雌激素对孩子的影响。

"塑化剂能导致胎儿两性畸形，还能导致孩子性早熟。我儿子小时候，我们从来不用塑料奶瓶喂养。"徐海滨说，塑化剂会释放到水里，塑料瓶越薄，塑化剂就越容易析出，所以他和家里人从来不喝桶装水，盛水工具也都是陶瓷或玻璃制品。平时真要喝矿泉水，也只买小瓶的，喝完就扔掉，不会放在温度较高的车里。他建议，习惯喝矿泉水的人最好能经常换换牌子。

烧菜用山茶油和无碘盐

癌症是个绕不开的话题，徐海滨说，他们科里的住院患者中，40%是乳腺癌,年龄大多在 50 岁左右。他做了个统计,乳腺癌患者的职业以会计居多,其次是老师,因为从事这类职业的女性经常会焦虑和紧张,特别是那些要强的、抑郁质的女性,最容易被乳腺癌盯上。

如何预防癌症?徐海滨没有特别的方法,不过从他的生活习惯中可以看出点点滴滴。徐海滨家里很早就开始吃无碘盐,他认为沿海地区的居民通常不缺碘,平时可以经常吃些海产品等来补碘。

徐海滨说,目前肺癌患者的男女之比大约为 55 ∶ 45,不吸烟的女性患肺癌的并不少,其中很大的一个原因是家庭油烟。为了将炒菜时的油烟减到最少,徐海滨家的食用油都是山茶油。"用山茶油炒菜时不会冒青烟,也可减少支气管上皮细胞的损伤。"

许多女性为了预防乳腺癌不敢吃豆制品,但在徐海滨家里,豆制品是家常菜。"豆制品中含有大豆异黄酮,已被证实可以保护乳腺,降低乳腺癌的发病率,只要没有子宫肌瘤或囊肿,都可以放心食用。"

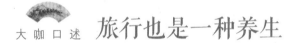

大咖口述 # 旅行也是一种养生

我是一名外科医生,工作日平均每天要做 10 台手术,没有正常的节假日,不过我特别喜欢旅行,每年暑假,我都会带着爱人和孩子出去看看世界。旅游不一定要去赶热闹,找个地方发发呆、把心静下来也是一种养生。我已经走过不少国家,体验了不同的风土人情和特色美食。旅行能让人生更丰富,还能培养亲情,让孩子对家庭有归属感。

我们中国人的三餐通常会在 10 小时以内吃完,但老外不一样,他们上午九十点钟吃早饭,午饭随意,晚上八九点才吃晚饭,以鱼、虾等优质蛋白为主。在国外时,我也会尝试一下,将脚步放慢,过一过慢生活。

我爱喝茶,每个月要喝掉一斤龙井茶。2007 年在意大利进修时,我又养成了喝咖啡的习惯,现在每天要喝 6 ~ 8 杯不加糖、不加奶的浓缩咖啡。起先我觉得咖啡苦,但后来觉得它很香,还能提神。我还喜爱音乐,自备了蓝牙音箱放在手术室里播放蓝调和巴萨诺瓦。做完手术后喝喝咖啡听听音乐,我觉得是一种享受。

省级名中医张永华：我从不过分讲究养生

闲时玩玩具保持童心
失眠不吃保健品，

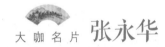

大咖名片 张永华

杭州市第七人民医院院长、二级主任医师、博士生导师，省级名中医，中国睡眠研究会中医专业委员会副主任委员，中华中医药学会心身病分会常务委员，浙江省医学会行为医学分会、情志病分会主任委员，浙江省中医药学会内科分会、脾胃病分会、肝病分会副主任委员，浙江省心理健康促进会秘书长，杭州市睡眠障碍诊疗中心主任，第一批全国优秀中医临床人才，获得"全国百名杰出青年中医"称号。

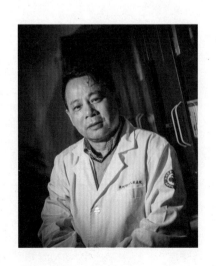

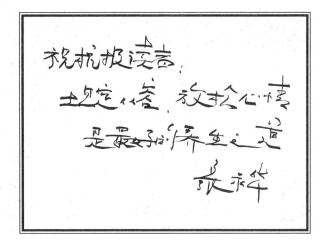

"养生，要心重于身，保持一个良好的心态，淡定、从容，学会糊涂，还要学会舍得才好。"省级名中医、杭州市第七人民医院院长张永华平时研究得最多的是睡眠。与许多人一样，他也会失眠，不过对付失眠，他做得最多的就是情绪管理和饮食调理，甚至还专门研究出一道睡眠药膳。张院长说，养生最怕过分讲究，要做个聪明的"糊涂人"，做到不讲究才是最大的讲究。

每天睡前半小时，张院长会喝杯牛奶助眠，半夜睡不着时会起来看会儿书，心情烦躁时就看看中医方面的古籍。他还会在车里放上陀螺、铁轱辘等童年玩具，有空时玩一玩，美其名曰"保持童心"。

40岁以后再没发过脾气

张院长的同事和朋友都知道，他是一个性格脾气极好的人，平时工作再忙再累，也不会和人红脸。

"我40岁以前可不是这样，那时脾气很急，过了40岁就看开了，脾气也完全改变了。"张院长平时工作特别忙，双休日还要参加不少学术会议，不过他脸色红润，自我感觉身体很好，从来不觉得累。按说，这样的体质平时肯定少不了细致的保养，但张院长摇摇头说："70%的疾病和心态、人生观、价值观、哲学理念有关。平时，我在和患者的交流过程中，一直在不断强化自己，调适自己的心态。"

别人在研究各类养生书籍，张院长刚好相反，他不太赞成凡事太过细致、认真，比如过分讲究养生，"许多人身体不好，或许就是因为太关注自己的身体"。

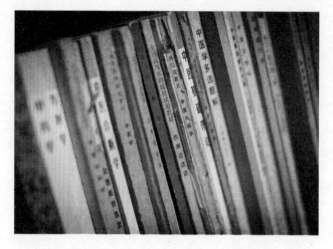

张院长的办公室和家里都有大量藏书，不少是中医古籍，其中的养生理念大多是养心重于养身。"我平时看得最多的是《黄帝内经》和张仲景的《伤寒论》，里面有许多养生理念，每次看都很有感触。比如'恬淡虚无，真气从之'，意思是要放松从容，不要在乎功名利禄，只有这样，人的气才能充实。"

平时，张院长常常会告诫自己，不要做个眼睛里容不得沙子的人，这样反而会一事无成。"70% 以上的疾病和情绪、睡眠有关，很多消化系统、心血管系统、泌尿系统、皮肤方面的疾病都属于心身疾病，其发病与不良的心理因素息息相关。打个比方，如果我们经常和很急躁的人交往，自己也会变得急躁起来，因此我交往的朋友都是比较淡定、从容、阳光，对小事可以忽略不计的'糊涂人'。"

脾气上来时怎么办？张院长说，生气前先做个深呼吸，想想美好的事物，转移注意力后情绪就会好转。

汽车里放着羽毛球拍和玩具

张院长平时有忙不完的工作和会议，一年的休息日不会超过 20 天，不过他从没觉得累。

"我很少应酬，也不打麻将、不去 KTV，空下来就和家人在一起。不过我的业余爱好还是挺多的。"张院长对经济、政治、金融、房产都感兴趣，平时也会买些股票，从股票中了解国家形势。"这就像很多女孩子爱逛淘宝一样，不一定要买东西，但可以愉悦心情。"

张院长还是个运动能手，喜爱各类小球运动。过去他经常打羽毛球和乒乓球，还在医院举办的乒乓球比赛中拿过前三名。现在他的汽车后备厢里也常年放着羽毛球拍、铁轱辘和陀螺，有空时，他会在小区里打打球，玩玩这些童年的玩具，美其名曰"保持童心"。"最近，我还让儿子去帮我买了副高跷，空的时候就拿出来玩玩，回味一下童年，哈哈哈。"

亦动亦静，张院长还擅长所有的棋类和牌类，精通桥牌和国际象棋。他的心得是，下棋能锻炼心态，让人静下心来，即使失败了也不要气馁，因为"胜败乃兵家常事"。

春天吃些酸性的五味子和乌梅

每到 3 月天，不少人就开始犯春困。张院长说，春天是生发的季节，许多人开始出现睡眠问题，容易兴奋、急躁或者困乏，表现为睡眠不好或头痛，这时应该吃些酸性的东西，比如五味子、木瓜、乌梅等，熬汤、泡水都可以，平时代茶喝。

"失眠通常与阴虚火旺有关，失眠的人可以吃一些甘凉之品，比如百合、莲子、银耳、山药，忌食辛辣之品。"平时，张院长的爱人经常用这些食材熬粥，一家人隔一段时间就会吃一次。不过张院长说，在饮食方面他不太讲究，早饭一般是牛奶、豆浆、稀饭交替着吃。他也不会因为怕血糖升高就不吃水果，但会尽量多吃些粗粮，水果则选择对血糖影响不大的，比如胡柚、苹果等。"一点不养生不好，过度养生也不好。有的人熬夜、抽烟、喝酒，从来不运动，而有的人则一天到晚看养生书籍，照本宣科，两者都走了极端。"

为了助眠，张院长会在睡前半小时到一小时喝点温牛奶；如果半夜醒来睡不着，他会起来看会儿书。每天中午 12 点多，他一定会在办公室的沙发上小睡 10 ～ 15 分钟，这样下午工作起来精神更好。

许多人有轻度失眠，张院长建议可以用些健脾、养心、益气的睡眠药膳：取茯苓 30 克、莲子 30 克、百合 30 克、淮山药 30 克、粳米 100 克，先将粳米洗净后浸泡 10 ～ 15 分钟，待米粒吸收水分后再放入茯苓、莲子等药材同煮成粥，按个人口味添加白糖即可。

"这个食疗方适合脾虚气亏的失眠人群，也就是除失眠外还伴有气短乏力、面色苍白、食欲不振、舌淡脉软等症状的人。每天早上当早饭吃一碗，坚持一两个月，有养心宁神的功效。"

大咖口述 失眠患者别轻易服用保健品

失眠是一种疾病，我们得早期预防。尤其是亚健康人群，要养成良好的睡眠习惯，按时睡觉，上了床不要看电视、手机、iPad，否则时间长了就会形成依赖，对入睡不利。如果头天晚上睡得不好，第二天千万不要赖床，可以在白天补个觉，小睡片刻。

平时要注意良好个性的塑造，不要追求完美。如果工作压力确实很大，要学会放松，多参加体育运动和朋友聚会。

百合、银耳、核桃、黑芝麻、牛奶等食物对睡眠有帮助，睡眠不好的人可以吃一点。另外，平时尽量少吃洋葱、辣椒、姜、葱等刺激性食物。失眠的人也不要盲目服用保健品，比如，石斛对阴虚体质的失眠者有效，对气虚的失眠者则没好处；虫草对肝肾不足的失眠者有好处，对阴虚的失眠者则适得其反；灵芝对心脾两虚的失眠者有好处。很多女性会服用燕窝，燕窝含有雌激素，对美容有好处，但对失眠则没有帮助。

50岁以上的中老年人如果出现早醒，可以适当吃些褪黑素，年轻人则完全没有必要服用。

严重的失眠症患者需要积极就医，不要以为通过食疗或服用补品就可以治愈，这些只能作为配合手段来使用。

第四章

YANGSHENG

养生从日常点滴做起——

饮食有节，起居有常，知足常乐

84岁高龄，一年还要做150台手术

彭淑牖教授的养生经很简单：不挑食，多锻炼

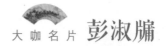

大咖名片 **彭淑牖**

浙江大学医学院附属第二医院教授、主任医师、博士生导师，美国外科学院、英国皇家外科学院、欧洲外科学院荣誉院士。从医60年来，4次获省部级科技进步一等奖，3次获国家科技进步二等奖，并获何梁何利基金科学与技术进步奖、国际肝胆胰协会中国分会杰出贡献奖等。担任24家杂志的编委。

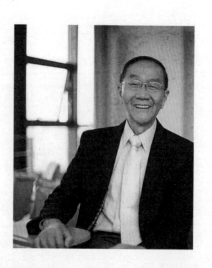

他已 84 岁高龄，但每天依然开车上下班，微信用得很溜，经常国内、国外到处飞；每周要上两三次手术台（一年约做 150 台手术），站台 10 多个小时不成问题。从医从教 60 年来，桃李满天下，他的学生中有 26 位博士生导师、3 位长江学者，尤其是江浙沪一带的大医院，不少外科主任都是他的学生，比如浙江大学医学院附属邵逸夫医院院长蔡秀军，浙江省人民医院肝胆胰外科的牟一平、洪德飞等。

他就是我国著名的肝胆胰外科专家、浙江大学医学院附属第二医院教授彭淑牖。见过彭教授的人，都说他看起来才 50 来岁，甚至有人觉得他的生理年龄才 40 多一点。问他有什么养生之道，他说，不挑食，多锻炼。

84 岁还觉得时间不够用

彭教授"武功"极高，他发明了刮吸手术解剖法和彭氏多功能手术解剖器，让原本被列为禁区的疑难手术变成了常规手术，而且手术时间缩短了 40%，出血量减少了 50%。他还用"绑"的方法，解决了胰肠吻合口瘘这个 70 多年来世界外科领域未能攻克的难题。

采访彭教授时，他刚为一位 50 多岁的腹膜后肿瘤患者做了肿瘤切除术。在此之前，这位患者曾先后做了 7 次手术，每次术后都复发了，而且肿瘤越来越大，最近一次手术是在半年前做的。面对如此棘手的病情，多家医院均表示手术难度太大，但彭教授毅然拿起了手术刀。

手术进行了整整 10 个小时，彭教授将被粘连包裹的血管分离出来，小心翼翼地将肿瘤切除干净，终于顺利完成了手术。

虽然已经 84 岁高龄，但彭教授依然觉得时间不够用。每天早上 6 点不到他就起床了，洗漱结束之后开车上班。虽然他家离浙医二院挺近，一般开车 10 分钟就到了，但如果出门晚一点就会碰上早高峰，可能要开半小时甚至 1 小时才能到，他觉得把时间浪费在路上太可惜了。

在没有手术、出差开会的日子里，彭教授的工作就是写论文、看论文，而且中英文混搭，在他的办公桌上还摆着他主编的英文医学专业著作。

当有高难度手术、后辈医生把握不大时，就是他出手的时候。现在他一年要做 150 台手术，每天工作 10 多个小时。

"空中飞人"风趣幽默

彭教授的英文很好，直到现在他还保持着每天听英语新闻的习惯，每年还要多次出国参加各种国际学术会议，"每年，我的出行次数要比一般的上班族多得多，比如下周要去深圳，月底还要去法国"。作为美国外科学院、英国皇家外科学院、欧洲外科学院的荣誉院士，彭教授经常需要国内、国外到处飞，去开讲座、接受聘书，但他每一次都会带上妻子，"我去讲课，她去玩"。

原本妻子对他忙得不着家颇有抱怨，但因为有了次数频繁的"出国游"而烟消云散。几十年的工作忙成这样，还能把家庭关系处理得妥妥的，老嚷着"没时间陪家人"的上班族也可以参考参考。

"有人问我，除了做医生之外，你还会做什么？我就呵呵了。"彭教授幽默地归纳了做医生的必备条件：会电脑，会摄影，会玩微信，会沟通，会演讲，会培训，会算账，懂法律，会咨询，会看人，会吹牛，会风水，能熬夜，能早起，能受气，懂舍得，懂政治，懂娱乐，受得了忙，守得住闲，还要会哄人。"凡是能在这个行业混几年的，都成精了，你以为干个医生容易啊！"

70 多岁时和学生比潜水勇夺第一

84 岁高龄做手术，依然眼不花、手不抖，身体非常硬朗。用彭教授自己的话说，这些都得益于年轻的时候注重锻炼，为身体打下了良好的基础。年轻时，他经常参加一些体育运动，比如足球、排球、篮球，在学校里还得过标枪比赛第一名。

"年轻时我游泳特别好，印象最深刻的一次是 30 多岁的时候，我在江山县下乡，我住的地方和医院只隔了一条河，那年夏天因为发大水把桥淹了，医院里又有病人急着要做手术，于是我就游过河到对岸的医院。到 50 多岁时我还参加过横渡钱塘江，70 多岁时和 10 多个学生一起比赛潜水，居然得了第一名。"

彭教授笑着说，现在，他基本上每天 6 点不到起床，到医院吃早饭。他在饮食上没有太多的讲究，在医院里基本上都是在食堂吃盒饭，荤素搭配，各种菜轮换着吃，总的原则是不挑食、吃得杂，但是考虑到年纪大了，一些胆固醇高的食物，像肥肉、蛋黄现在就很少吃，素菜吃得多一点。

"我从来没想过退休，即使做不了手术我还能写，如果写不动了，我还可以说。"彭教授说。

丁钢强教授的养生经
中国营养学会副理事长

饭后走半小时
不喝菜汤，尽量站着开会，

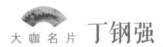

大咖名片 丁钢强

中国营养学会副理事长，中国疾病预防控制中心营养与健康所所长、博士、主任医师。

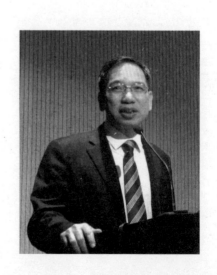

每年 5 月的第三周是"全民营养周"，2016 年的主题是"平衡膳食，营养健康"。

吃是头等大事。国家卫生和计划生育委员会发布了中国人的营养宝典——《中国居民膳食指南（2016）》（简称新版《指南》）。新版《指南》针对 2 岁以上的健康人群提出 6 条核心建议：①食物多样，谷类为主；②吃动平衡，健康体重；③多吃蔬果、奶类、大豆；④适量吃鱼、禽、蛋、瘦肉；⑤少盐少油，控糖限酒；⑥杜绝浪费，兴新食尚。

中国营养学会副理事长、中国疾病预防控制中心营养与健康所所长丁钢强教授是新版《指南》的编写者之一，他是如何解读新版《指南》的呢？他自己又是如何实践的呢？让我们来看看吧！

食物多样，谷类为主

"食物多样，谷类为主"是平衡膳食模式的重要特征，也就是说，每天的膳食应包括谷薯类、蔬菜水果类、畜禽肉蛋类、大豆坚果类等，平均每天至少摄入 12 种，每周至少摄入 25 种。

每天可摄入谷薯类食物 5 ～ 8 份（250 ～ 400 克），其中全谷类、杂豆类 1 ～ 3 份（50 ～ 150 克）。

丁钢强说，像他这些 20 世纪 50 ～ 60 年代出生的人，在青少年时代要做到每天摄入 12 种食物，基本上是不可能的，那时可能每周才吃两三种食物。现在生活水平提高了，他要求自己尽量吃得丰富一点。还有，如今很多人为了减肥光吃蔬菜，不吃谷薯类主食，这是不可取的，因为膳食纤维摄入太少反而达不到减肥的效果。

吃动平衡，体重适宜

各年龄段的人群都应该坚持适度运动，保持合适的体重，同时做到食不过量，控制总能量摄入，保持能量平衡。

坚持适度运动是指每周至少进行 5 天中等强度的身体活动，累计 150 分钟以上。最好每天走 6000 步。

另外，要减少久坐时间，每小时起来动一动。

丁钢强说，他和很多白领阶层一样，伏案工作时间比较长，但他一般工作 1 小时左右就会站起来活动活动身体。有时开会，他也会尽量站着开。吃完饭，他会出去走半个多小时。总的来看，如果你的 BMI 指数（身体质量指数）控制在 18.5 ～ 24 之间，说明你的体重是适宜的。

多吃蔬果、奶类、大豆及其制品

蔬菜水果是平衡膳食的重要组成部分，奶类富含钙，大豆富含优质蛋白。

总的原则应该是：餐餐有蔬菜，保证每天摄入 300 ～ 500 克蔬菜，深色蔬菜应占 1/2 ；天天吃水果，保证每天摄入 200 ～ 350 克新鲜水果，但果汁不能代替鲜果；吃各种各样的奶制品，相当于每天吃液态奶 300 克；经常吃豆制品；适量吃坚果。

丁钢强说，调查发现，现代人的谷物摄入量正在下降，蔬菜的摄入量也在下降，而肉类的摄入量却在上升，特别是在农村居民中，蔬菜和主食的摄入量下降得更明显。为什么会出现这种情况呢？因为现在很多农民都不种地了，都是买菜、买米吃，按照传统的观念，多吃肉才算有营养，所以蔬菜就尽量少买、少吃。

另外，水果的摄入量也是不够的。新版《指南》中推荐的"200 ～ 350 克新鲜水果"是多少呢？相当于一个中等大小的苹果。当然，有些城市居民水果吃得比较多，可以稍微减减，毕竟水果也是有热量的。

适量吃鱼、禽、蛋、瘦肉

鱼、禽、蛋和瘦肉的摄入量也有讲究。

每周吃鱼 280 ～ 525 克、畜禽类 280 ～ 525 克、蛋类 280 ～ 350 克，平

均每天的摄入总量为 120 ～ 200 克。

在上述食物中，优先选择鱼和禽，吃鸡蛋时不弃蛋黄，同时要做到少吃肥肉、烟熏和腌制肉食品。

丁钢强说，现在市面上肉类涨价，从营养学的角度来讲，这倒是件好事，因为买肉吃的人少了。我们更推荐优先选择鱼和禽。一些沿海居民喜欢将海鲜腌制以后再吃，比如炝蟹、黄鱼鲞等，这些要少吃。

另外，有些人吃鸡蛋时喜欢把蛋黄去掉，怕胆固醇太高。实际上，科学家在《2013 年中国居民膳食营养素参考摄入量》中就已经修改了膳食胆固醇参考量的标准，而且没有设定膳食胆固醇摄入量的上限。蛋黄要不要吃？大闸蟹的蟹黄是不是要少吃？面条里要不要加猪肝？这些顾虑没有太大的必要。

少盐少油，控糖限酒

培养清淡饮食的习惯，少吃高盐和油炸食品。成人每天的食盐摄入量不超过 6 克，每天的烹调油摄入量为 25 ～ 30 克。

还要控制添加糖的摄入量，每天不超过 50 克，最好控制在 25 克以内。

反式脂肪酸的摄入量每天不超过 2 克。

足量饮水，成年人每天要饮 7 ～ 8 杯水（1500 ～ 1700 毫升），提倡饮用白开水和茶水，不喝或少喝含糖饮料。

儿童、青少年、孕妇、乳母不应饮酒。成人如饮酒，每天饮用酒的酒精量男性不超过 25 克，女性不超过 15 克。

丁钢强说，按照世界卫生组织（WHO）的推荐，成人的盐摄入量标准为每天 5 克，但中国人一向吃得比较咸，全国人均盐摄入量为每天 10.3 克，浙江人均盐摄入量为每天 9.7 克。如果新版《指南》把标准定在每天 5 克，执行起来有难度，所以把旧版《指南》建议的"每日 6 克"改为"每日不超过 6 克"。

在外面吃饭时，饭店里油盐会放得很多。丁钢强一般会让他们少放一点；

如果还是比较咸，他会用汤（水）稍微涮洗一下菜。一般来说，菜里面的汤汁是比较美味的，但他从来不喝，因为它的油盐含量太多了。

同时，新版《指南》还首次提出了"控糖"，这也是参考了 WHO 的建议，即每天不超过 50 克，最好控制在 25 克以内。在水的摄入方面，旧版《指南》的建议为 1200 毫升，而新版《指南》为 1500～1700 毫升，即多了 1 杯水。

杜绝浪费，兴新食尚

珍惜食物，适量备餐，提倡分餐不浪费。

选择新鲜卫生的食物和适宜的烹饪方式。

食物制备时生熟要分开，熟食二次加热时要热透。

学会阅读食品标签，合理选择食品。

多回家吃饭，享受食物和亲情。

传承优良文化，兴饮食文明新风。

丁钢强说，他不太会喝酒，也不喜欢在外面吃饭，每周有 4 天在家吃，也建议大家多回家吃饭。为什么要这么做呢？因为家里的饭菜做得更健康，放多少油、多少盐，都可自己控制，既能享受食物的美味，又能享受家庭的亲情，何乐而不为呢！

6岁起爱上书法文墨，
72岁时登上玉龙雪山

省级名中医柏超然有双「火眼金睛」

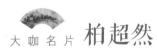

大咖名片 **柏超然**

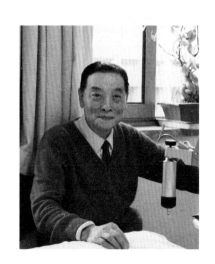

省级名中医，浙江省中医院眼科主任中医师，浙江省名中医研究院研究员，世界中医药学会联合眼科专业委员会首届理事，中国中医药学会眼科分会名誉委员，浙江省中医药学会眼科分会名誉主任委员。从医60年来，撰写科普文章26篇，发表学术论文72篇，出版学术专著若干部。

致杭报读者：
生活健康 万事顺意
团结和谐 一定能圆
强国家民 的中国梦！！！
柏超然

72 岁，他去爬了玉龙雪山。82 岁，他开过大刀 5 天后便下床行走。现在，他仍然天天忙碌在医院里，每个月要看 600 多位病人。更神奇的是，到了这个年纪，他的视力仍有 1.0，且没有老花。他就是省级名中医、浙江省中医院眼科主任中医师柏超然。

年过八旬的柏医师仍然有副好身板和好眼力，这是怎么做到的呢？"自强不息，自得其乐"，柏医师给了这几个字，看似简单，深谈之下才了解，养生就是要从少年时做起。

不带氧气瓶登上玉龙雪山

"我很爱运动，尤其喜欢走路、爬山。"柏医师说，自己大约从 10 岁开始就天天走路，年轻时还喜欢打篮球。"打篮球需要场地，加上运动起来太激烈，打完球容易引起胸闷，参加工作两年以后，我开始打起了太极拳。"

柏医师住在庆春路时，每天凌晨 5 点，月亮还挂在天边，他就在公园的小路上慢跑了，跑完后再找个幽静的地方甩甩手、弯弯腰，或者打一套太极拳，然后急匆匆赶回家吃早饭，争取 7 点之前骑自行车到医院上班。后来家搬到了闲林，他便经常去爬山。

"平时晚饭后，我都要去公园里散步一个钟头，下雨就撑伞走。搬了新家后爬山更方便了，我就经常去爬北高峰，空的时候还会去爬爬周边的江郎山等。"柏医师爬山时很少戴护膝，也不刻意穿运动鞋，不过爬山回家后一定会用热水泡脚。他说，人的腿上有 66 个穴位，通过走路、爬山来按摩穴位，是很好的养生之道。

因为爱运动，柏医师的身体底子很不错。2015 年 10 月，82 岁高龄的他接受了一场大手术，切掉了 2/3 的胃，不过术后 5 天他就能下床行走，到 12 月他已经能坐在诊室里为病人看病了。

6 岁起舞文弄墨培养心性

柏医师小时候和别的孩子不太一样，他不爱打打闹闹，却喜欢在家里写毛笔字、刻章、画画，有时候读读父亲的医书。

"我祖父和父亲都是眼科中医，重视书法文墨的熏陶，养成了我每天 4 点起床练习毛笔字的习惯。从三根灯草一盏油，到煤油灯的照明下，不管冰天雪地，我都要磨墨写大字；从三六标毛粗纸写 20 个，再到 30 个、50 个、100 个，一步步从正楷、隶书学到篆字，天天如此，年复一年。"柏医师说，多年练下来，自己不仅改掉了急躁的性格，养成了专心致志、静忍钻研的劲头，还随着文化知识的日增，爱上了刻章和画画。

15 岁时，柏医师跟随父亲学医，读《药性赋》《汤头歌诀》《黄帝内经》等中医书，还喜欢读《古文观止》《唐诗三百首》《醉翁亭记》《千家诗》等。如今电子产品和智能手机当道，柏医师用的却是最老款的老人手机，平时回到家，他也不看电脑和电视。

"我家里有五六个书橱，里面放的全是字帖和各种书籍，正所谓'书能医愚，书能益智，书能开阔胸怀'，每当我心情不好时，就靠看书、

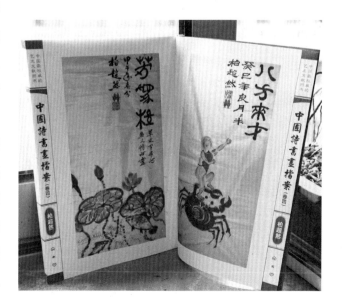

写字、画画来缓解，这也是一种内在的养生。"柏医师说，怒则伤肝，平时修身养性，做到家庭和睦、同事和睦，才能和气生财。

烟酒不沾，青菜、豆腐当主菜

柏医师平时在家吃饭基本以蔬菜、杂粮为主，晚饭吃得很少。他说："晚饭吃得少，活到九十九。我烟酒不沾，家里的菜以青菜、萝卜、豆腐为主，偶尔吃点水产。我一般不忌口，但因为身体过敏从不吃辣。吃饭时我喜欢吃菜，米饭吃得很少。"

这么多年来，柏医师很少吃保健品，平时他会用薏米、红枣、桂圆、莲子炖小米粥喝，还特别喜欢喝茶。

坐门诊时他会泡茶喝，红茶、绿茶都可以，这个习惯已经保持了 70 多年。如今，动过胃部手术后，他就用西洋参、铁皮枫斗分别泡茶喝，他的桌边就放着两只盛满水的保温杯。柏医师说，水是最好的东西，水能养人，能改善体液循环，他每天要喝 6 ～ 8 杯水。

除此之外，柏医师还很喜欢吃水果，最爱橘子和猕猴桃。橘子开胃，含有多种维生素；猕猴桃则养胃和肾。平时在家，他一边看书一边吃水果；坐门诊太忙，就等快看完病人时吃点水果。因为动过手术，他也更重视胃部保养，在办公桌的抽屉里放些饼干，时不时地填填肚子。

大咖口述 写毛笔字能预防近视

我是眼科医师，如今是电光世界，来我这里看近视的孩子，都是因为电脑和电视用得太早。要想预防近视，18 岁以前很关键，看电视时，眼睛要距离屏幕 5 米远；用电脑时，眼睛要距离屏幕 50 厘米远，而且姿势要端正。

我的祖父、父亲都是高度近视，我的视力却很好，到现在还有 1.0。大家都说近视是遗传的，其实遗传因素只占一部分。我很少用手机，平时以写毛笔字和画画为主。我建议父母可以让孩子写写毛笔字，保持姿势端正，有利于预防近视。

都说近视的发生是从量变到质变的，所以我们首先要改变外因，其次通过中医药的内在调节起到辅助作用。需要注意的是，预防近视，平时还要注意减少感冒，增强肠胃功能，并适当辅以食疗。

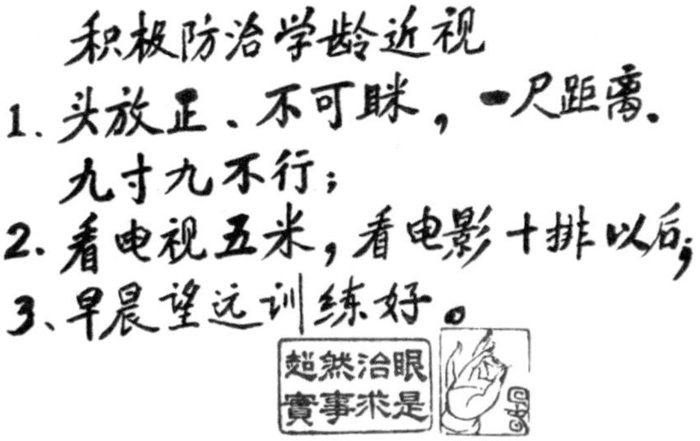

中成药五子补肾丸可以补肝肾、增加食欲，大人和孩子都能吃。只有身体机能好，眼睛才会亮。孩子每次服用 5～10 颗，大人每次服用 20 颗左右，每天 3 次，3 个月为一疗程。

有干眼症的人可以服用杞菊地黄丸，每次 10～20 颗，每天 3 次，坚持服用半年到一年会有辅助效果。

积极防治学龄近视
1. 头放正、不可眯，一尺距离，九寸九不行；
2. 看电视五米，看电影十排以后；
3. 早晨望远训练好。

超然治眼
实事求是

浙江省中医院50位骨伤科医生

只有1位选择跑步

骨关节病专家童培建：游泳、骑车对关节最好

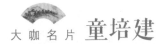

大咖名片 童培建

浙江省中医院骨伤科中心主任，浙江省骨伤研究所副所长，浙江省重点科技创新团队首席专家，浙江省骨关节病重点实验室主任，中国中西医结合学会骨伤科专业委员会副主任委员兼关节工作委员会主任委员，浙江省中西医结合学会骨伤专业委员会主任委员，中国医师协会中西医结合分会骨伤科专业委员会主任委员。主编骨伤专著10余部，获浙江省科技进步奖7项，发表论文200多篇。

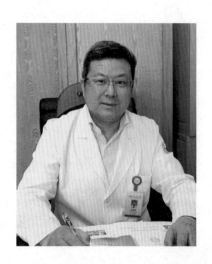

听说浙江省中医院骨伤科的 50 位医生中只有 1 位将跑步作为运动项目，而游泳却是骨伤科医生最青睐的运动项目。许多人好奇，骨伤科医生为什么很少选择爬山、跑步、打篮球等运动？浙江省中医院骨伤科中心主任童培建说，年轻时他也是短跑好手，但运动养生是一道选择题，不管选哪种，都要遵循三条金标准。平时看电视，他会经常用手按摩膝盖，每天吃 1 片钙片，选择骑自行车、游泳等保护关节的运动。

运动要遵循三条金标准

"最近很多人来问我，爬山、跑步好不好？我有个朋友是全程马拉松冠军，还有个朋友是登山队队长，所以运动没有好与坏之分，关键在于度，过了会引起伤害，不足又无效。"童主任说，骨伤科医生有三条金标准，运动前后要遵循。

首先是了解自身。人与人不同，有体力好坏、胖瘦、男女之分。首先要知道自己是什么体质，能够耐受哪种强度的运动。

其次是循序渐进。"任何锻炼都不能一蹴而就。我有个病人，今年才 18 岁，想通过锻炼身体挑战自我，硬是从成都走到了西藏，结果双腿关节软骨磨损得厉害，一到目的地就动不了了，只好让父母把她接回来治疗。"童主任说，每个人都要寻找适合自己的运动项目，运动前还要做准备操，拉松韧带和关节，然后才可以去跑、跳、爬。如果是户外运动，还要准备好手杖、鞋子等专业装备，了解了地形、地貌、天气后再出发。运动时要避开下雨天，以免身体受到风、寒、湿的侵袭。如果是老年人，每周锻炼 5 天就足够了。

第三是进行疲劳后康复。这一点特别关键，运动后最有效的康复办法是泡个热水澡。每次运动结束，等汗收一收，童主任就会在浴缸里泡个澡。"许多人跑步后感觉肌肉酸痛，这是因为运动时耗氧量大，身体里的代谢产物没有被排出，这时泡个热水澡可以加速废物代谢。"

骨伤科医生大多将游泳作为运动项目

浙江省中医院骨伤科有个很有意思的现象：科室里的 50 位医生中，只有 1 位选择跑步。童主任做了个统计，骨伤科医生选择最多的运动项目是游泳，其次是羽毛球。

"我们很多医生每周都要游上五六天，游早场和下午场的居多。游泳不分季节，只要选择恒温泳池就可以了。"童主任自己也办了游泳卡，他喜欢自由泳。

童主任曾经也是短跑好手，上大学时，400 米比赛可以跑进前三。以前在科室里当副主任时，他还组织过足球、篮球、排球、短跑等比赛。"年轻的时候感觉不到什么，等到跑步后两腿发软，就是有问题的信号了。特别是运动后出现膝盖疼痛，更要留心。"

因此，童主任现在主张游泳、打乒乓等没有正面碰撞的运动。他认为，年纪轻的可以做做无氧运动；年纪大的就要悠着点，多做做和缓的有氧运动。

如何在运动中保护骨关节？童主任说，许多人跑步后会靠墙静蹲，以促进膝盖修复，但这种方法效果不明显，倒是加拿大一位骨科医生提出，持续而缓慢的被动运动可以刺激关节滑膜分泌透明质酸，起到营养和润滑关节的作用。"这是有道理的，关节软骨里面 90% 是水，一定的被动运动可以挤出水分，起到润滑作用。"

没有这样的机器怎么办？童主任说，骑自行车、蛙泳、躺在床上时做双腿腾空踩自行车的动作，都可以达到同样的效果；老年人还可以坐在椅子上，在脚背上放上一袋米，做做屈伸动作。

每天吃钙片，看电视时按摩膝盖

骨伤科医生平时经常要上手术台，一站就是好几个小时，膝关节的负荷很大。回到家，童主任有个习惯，看电视的时候会用双手按顺时针方向按摩膝盖，这样做的好处是可以活血。因为平时颈椎不好，他会在包里放条围脖，冷的时候戴在脖子上保暖。

保护骨骼还要注意饮食，童主任每天早上喝一袋豆浆，晚上喝一袋牛奶。"植物蛋白和动物蛋白都是好东西，不过两者不能一起吃，以免相互抑制，影响吸收。"

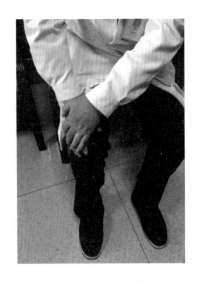

人在不同的阶段需要适时补钙。婴幼儿时期是生长发育的高峰期，一定要补钙；少儿时期也要适当吃些牛奶、豆浆、复合维生素等。

"我小时候为了长身体、补营养，还吃过小公鸡，里面的蛋白质和激素可以帮助拔个子。"童主任呵呵笑。

到了中老年以后则可以服用钙片，童主任强调，这点很有必要。

"女性 50 岁左右绝经，应该在 45 ~ 50 岁时就开始补钙；男性的更年期在 60 岁左右，建议在 55 ~ 60 岁时开始补钙。"怎么来补呢？童主任说，每天吃 1 片含钙量为 600 毫克的钙片即可，多吃水果和蔬菜也可以补钙。

 大咖口述

半月板损伤后须调整运动方式

平时，我主要看骨关节病，其中股骨头坏死、腰椎病、颈椎病、半月板损伤、肩袖损伤的病人比较多。经常有运动员来找我，比如跆拳道运动员发生腿部疲劳性骨折、篮球运动员出现半月板断裂，这与运动前没有活动开和对抗程度有关。

打球时，建议戴上有一定弹性和柔韧性的护膝，以保护膝关节。如果运动时膝关节出现剧痛、肿胀、出血，提示可能发生半月板损伤。严重的还会有关节锁住感，发出声响，这时就需要手术缝合。

经常有 20 岁左右的年轻人来做半月板手术。需要注意的是，半月板被部分切除后须调整运动方式，不能再进行篮球、足球等对抗性运动，如果不注意保护，容易发生骨关节炎、骨头退变等。

半月板受过伤的人最好选择自由泳、骑自行车等运动，真的要跑步，也要选择在柔软的路面上慢跑。

静坐冥想祛邪气
可乐瓶灌温水枕脖子,

『推拿达人』宋鸿权有副年轻人一样的好腰板

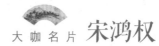
大咖名片 宋鸿权

浙江省中医院推拿科主任中医师、兼职教授,浙江中医药大学第一临床医学院针灸推拿学硕士生导师,中华医学会推拿分会委员,中国医学气功学会理事,浙江省推拿学会、中医康复学会委员。在国内杂志发表论文20余篇,主编著作5本。

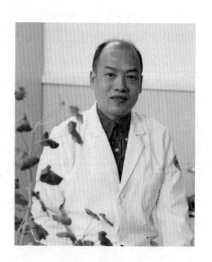

听说浙江省中医院有位推拿高手，不仅是浙江省干部保健会诊专家，还写过好几本养生方面的畅销书，假如能和他聊上两个小时，就会在养生方面有所收获。这位养生大咖名叫宋鸿权，对于养生的道理，他领悟得很透，用中医的话来

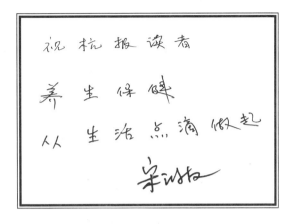

说，就是"正气存内，邪不可干；阴平阳秘，精神乃治"。

宋主任说，对付生活中最常见的病痛，只要掌握一些小窍门即可：颈椎不好，可以用可乐瓶灌温水，每天枕上半小时；失眠了，尝试在睡前打坐冥想；预防蛀牙，可以用淡盐水漱口。

盐水漱口，开窗睡觉

每天早上起床，宋主任都会打开饮水机，喝一杯加热的温开水，紧接着就是刷牙，但他的刷牙方法和别人不太一样。

"刷牙时我用的是儿童牙刷，因为它的刷毛比较软，不容易损伤牙龈。别人都用牙膏，但我用得很少，即便要用，也只选中草药牙膏，这样做是为了不破坏牙釉质。"宋主任在刷牙这件事上的做法与许多人不同，到了晚上，他干脆不刷牙，只用淡盐水漱口，他说，自己受外公的影响很深。

"我的外公经常说'盐汤赛过参汤'，他喜欢喝盐开水，还喜欢用淡盐水漱口，从来没有长过蛀牙，一直到94岁去世时也没有装过一颗假牙。"宋主任觉得，现代人饮食中的盐分已经够高了，于是将喝盐开水改成喝温开水，但刷牙的方式还是和外公一样，他认为适合自己的就是最好的。

晚上过了8点，宋主任就不再吃任何东西；大冷天夜里睡觉，他只盖一条羽绒被，还喜欢把窗户打开通风，美其名曰"若要晚上睡眠安，就要三

分饥与寒"。

别人养生，都会早早上床睡觉，宋主任却喜欢把写论文等工作放在晚上，每天夜里都要到 11 ～ 12 点才睡，早上 6 点就起床了，7 点上班是常态。虽然睡得少，但他不觉得累。"我的睡眠质量好，一般躺下 5 分钟就能睡着，深睡眠时间比较长。有时坐车，一上车我就能马上打盹。我建议睡不着的人，可以试试自我催眠及不规则数数。"

不会坚持与身体作对

"俗话说'饭后百步走，活到九十九'，每天吃完晚饭，我都要去小区里走一圈，回来后再洗碗。"宋主任有个计步器，平时步数不算多，每天走7000 ～ 9000 步，但每周会挑一天走上 15000 步，即 10 公里以上。"这一天，我会从医院走到孤山，然后沿苏堤走到长桥，再回到医院，路上要花 2 小时左右。为什么选择这条路？因为西湖边的风景好啊。"

宋主任说，50 岁以后，身体要以保养为主，不主张再做剧烈运动。平时，他也从不和身体过不去，非常注意身体发出的小警报。

"我晚上睡觉时很少做梦，如果有一天晚上连续做了好几个梦，或者出现出门时总是想着有没有忘带钥匙或忘关水电等强迫症状，我就会减少工作量，到科里让学生给自己做做推拿，或是出去看场电影放松一下。"如果出现四肢酸痛等亚健康表现，他就会马上做理疗。"平时我在专家门诊一般只看 10 个号子，最多加 5 个号，只有自己健康，才能保证家庭和工作。"

在生活习惯上，宋主任也有自己的原则，他不抽烟，不喝酒，也不挑食物，吃饭总是七分饱。他说，留有余地才能长寿。

从练功到打坐

在大学里，宋主任就开始练气功了，还专门去上海气功研究所学习过。

"我从 1982 年起开始练气功了，那时练的是少林内功和易筋经，目的是为了养气、养心。1988年我开始练太极气功，医院当时还成立了气功科。"宋主任说，最简单的太极拳也有24式，但太极气功只有18式，动作少，呼吸多，很容易学。那段时间，他每天早上5点半起床后就去柳浪闻莺练，一直练到1992年，之后慢慢改成了练习静功。

"一直到现在，我每天都会打坐和冥想，其要诀就是'松、静、一'。"宋主任一般都会在晚上11点左右上床，入睡前再闭眼打坐10～15分钟。"这时，我会根据十二经脉的走向，配合呼吸，设想一股真气在体内运作，冥想自己很强大，能将所有的邪气逼出体外，并让自己静下来。打坐有助于睡眠。"

这么多年来，宋主任在感觉疲劳时，只要打坐片刻就能消除。他说，打坐时只要保持固定的时间、姿势、动作、意念，持之以恒，就能将不愉快和烦躁压下去。"普通人也可以练习打坐，打坐时，冥想有一股真气从胸走到手（呼），从手走到头（吸），从头走到脚（呼），从脚走到腹（吸），这时整个人都会倍感轻松。"

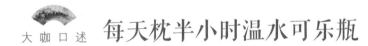

大咖口述 **每天枕半小时温水可乐瓶**

来我这里看病的大多数是脊柱不好的人。照理，像我这个年纪的人，颈椎和腰椎或多或少都会出现问题，但每年体检拍片时，我的骨骼都很健康。人和车一样，都需要保养，等坏了再修就来不及了。

平时，我从不睡席梦思，坚持睡硬板床。哪怕出差在酒店里睡觉，我也会将席梦思拿掉，直接睡在床板上，不过，我会在腰部和膝盖下各垫一个枕头。

现在许多人为了预防颈椎病喜欢用记忆枕，但我从来不用，因为每个人的情况不一样，枕头也要量身定做，固定形状的枕头反而容易导致落枕。保护颈椎健康，我有一个好办法：准备一只1.5～2升的空可乐瓶，在里面灌满温水，每天中午或晚上，在脖子下面枕上半小时即可。这样做，既可以改变颈椎的生理曲度，还能起到热敷的作用。平时要想预防颈椎病，建议每周来医院做一次推拿。

维持代谢健康，学学市级名中医徐伟

睡前别吃饱
主食不能弃，暴走不可取，

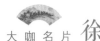

大咖名片 徐 伟

市级名中医，杭州师范大学附属医院中医科主任中医师。

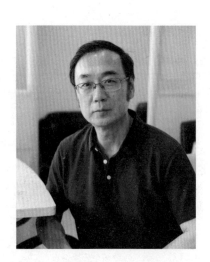

每天打开手机，都能看到各式各样的"养生处方"，既有专家解读，又有民间偏方，其中哪些适合于健康人，哪些适合于康复患者，许多人并不清楚。

"有的人喜欢小步快走，我认为大步走更好，但速度千万不要很快；还有人为了减脂增肌，戒掉一切碳水化合物，我认为主食一定不能少。"比起跟风养生，市级名中医、杭州师范大学附属医院中医科主任中医师徐伟的心里有个谱：科学的生活习惯并适合自己的就是最好的。要预防现在越来越常见的代谢性疾病，吃、睡、行三方面都要注意。

主食和肉类同样重要

《黄帝内经》上说"五谷为养，五畜为益"，网上也有许多营养处方，但徐主任说，吃得营养，首先要膳食合理，做个杂食者。

"平时，我经常看到一些患者，特别是女性，为了减少体脂，放弃一切主食，这样做对身体的伤害很大。"徐主任说，主食就是米、面、薯类等碳水化合物，它们是人体获取能量的重要来源，放弃主食或主食过少，身体会感觉乏力，思维也无法集中，降低工作效率。

大脑中能量的来源主要为葡萄糖，它需要碳水化合物来提供，它也是最容易吸收和代谢的物质。"主食是基础，每餐我都会保证相应数量的米面类主食。"

对于荤菜，徐主任吃得很杂，"有人不吃牛、羊、猪肉等红肉，认为红肉不好，但医学上（无论中、西医）并没有提出红肉不能吃。"

徐主任几乎每周都要吃 1 ～ 2 次红肉，但最常吃的还是鸡、鸭、鱼肉。每次吃肉，徐主任一定会搭配纤维素含量较高的叶菜，特别是青菜。"由于做过胆囊切除手术，我的肠胃不太好，不能吃生冷的和太油腻的，但维生素的吸收又需要脂肪，因此荤菜和叶菜是较好的搭配。"

正餐之外还会吃点别的吗？徐主任摇摇头，他很少吃零食，除非工作需要用些点心，但不会选择膨化食品等，他说，管住嘴要从平时做起。

大步走比小步快走好

生命在于运动，但运动的尺度需要针对个体来定制，不能过头。

徐主任平时脚上最常穿的是一双登山鞋，他笑称，自己已经穿习惯了。从 20 多岁开始，他就很注重身体锻炼，如今每天上下班除了骑公共自行车以外，尽量选择步行。他说，现代人多有腹部肥胖，这和太依赖汽车有关。

"医生这个行业作息不规律，很难抽出固定时间锻炼，因此走路是最好的运动。"徐主任说，国外的运动标准是每天步行 5000 ～ 10000 步，"平时我经常走路上班，一般要走 6000 ～ 10000 步，符合这个标准"。

只要精神状态还可以，晚饭后有时间，他会去西湖边走上 40 ～ 60 分钟，回到家再做做俯卧撑、举举哑铃。"许多白领不知道如何运动，下了班就窝在家里，其实在家做一套广播体操也是很好的锻炼方式。"

平时有不少患者来咨询，每天需要多少运动量才是合适的？徐主任这样回答："就养生而言，正常人运动后略感疲劳了，暂停 5 ～ 10 分钟再继续，秋冬季做到微微出汗就可以了；体力不太好的人如果在活动后有提神的感觉，可以休息一下再继续。运动时宜循序渐进，运动量过大对肌肉、肾脏等都有损害，某些生化指标也会升高。"

脑子想睡，四肢想动，许多忙碌的上班族都有这样的感受。徐主任建议，如果工作比较有规律，可以每天定时锻炼；假如工作不规律，身体又乏力，可以先小睡片刻再锻炼，不要勉强。

有的人喜欢暴走，但徐主任不太提倡。"小步快走容易造成关节磨损，步子大些，速度减慢一些，可以拉伸腿部肌肉，减缓劳损，对维持腿部力量耐久和维持关节健康都有帮助。"

睡眠好了，代谢功能才能好

睡眠对身体健康极其重要，睡眠不好会影响代谢功能。成年人每晚需要睡 7 ～ 9 小时，老年人需要 6 ～ 7 小时。徐主任基本上每天晚上 11 点入睡，早晨 6 点半起床，他笑称，自己都是深睡眠。

徐主任并非没有过失眠，不过对付失眠他有许多办法：睡前他不会剧烈运动，不会饿肚子或吃得过饱，不会用耳机听音乐；他把卧室的光线调暗，实在睡不着时会起来吃颗安眠药，第二天中午再小睡 15 分钟。

"有些人晚餐吃得特别少，临睡前就饥肠辘辘了，其实饥饿感也会影响睡眠。这时也可加餐，但以五分饱为度，并选择易消化的食物。"徐主任说，睡眠也需要暗示，对易失眠者，下午 4 点以后就应避免饮浓茶、咖啡等饮料，为夜间的睡眠做准备。

 ## 这样应对久坐伤害

来我这里看病的小胖子不少，如今儿童患脂肪肝的比例增加，许多孩子的肚子很大。脂肪堆积在腹部，有时并非是吃得多，而是久坐玩游戏造成的，所以家长们一定要让孩子多运动，否则代谢性疾病就会提前发生。

还有许多女性时常感觉小腹或者腰背痛，这些都是久坐带来的盆腔痛，容易被人们忽视。平时，女性可以做做收腹、提肛运动：吸气时在收紧小肚子的同时提肛，呼气时放松，每次做 15 分钟，每分钟做 15 ～ 20 下，对缓解盆腔压力有好处。

久坐带来的伤害很多。许多人被腹部肥胖所困扰，要想减肚子，较好的方法是走路、跑步，条件允许时也可做俯卧撑。

平时，我们要有意识地改变体位，多起来走走。如果要减肥，也要控制速度，瘦得太快对肝、肾不好，所以减肥前最好咨询一下专科医生。活动后一定要适量饮用白开水以补充水分，保证机体正常代谢的需要。

做菜从不放味精
每天走路一万步，

省级名中医马红珍养心养肾的清淡生活

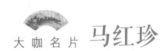
大咖名片 马红珍

省级名中医，浙江省中医院肾病科主任、教授、主任中医师、博士生导师，中华中医药学会肾脏病专业委员会常务委员，浙江省医学会肾脏病专业委员会常务委员，浙江省中西医结合学会肾脏病专业委员会副主任委员。2009年评为浙江省中青年临床名中医，2012年获"全国优秀中医临床人才"称号。

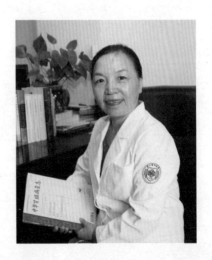

做菜基本清蒸，放盐不放味精，这样的清淡口味，恐怕许多人都接受不了，但省级名中医、浙江省中医院肾病科主任马红珍倒是过惯了这样的生活。

像许多中医大咖那样，她热爱生活，在饮食上有一套自己的原则。马主任说，

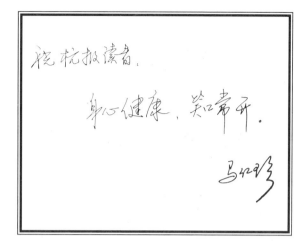

许多人二三十岁就患上了糖尿病、高血压等代谢性疾病，主要是管不住嘴、迈不开腿造成的，到了四五十岁以后并发症会越来越多。

工作之外最爱读游记和传记

"所谓'健康'，不光是指身体健康，还要保持心理健康和道德健康，并拥有适应社会的能力。"马主任说，面对患者，最重要的是医者仁心，因此养性很重要。

马主任喜爱阅读，爱看各类纸质书籍，别人喜欢的电子书，她从来不看，因为"一页一页地翻书，可以让心静下来"。

在马主任办公室的书柜里都是厚厚的专业书，但在家里，她从来不看专业书。"传记、小说、游记、地理书等，离我的工作和生活越远，我越喜欢看，看这些书，可以让自己脱离工作环境。"

以前，马主任总要在睡前看会儿书，现在因为睡眠不太好，她就改在晚饭后抽一个小时，看看各类报纸和书籍。儿子爱看世界名著，她爱看各类杂书，因此，家里的四五个大书柜都装得满满的。通过书，马主任了解历史、文物，也在书中学习为人处世的方式。

"因为工作很忙，业余时间很少，我难得仔细看书，都是大概看一下，或挑选其中的某一章节细看，有时间的话再看第二遍、第三遍。"马主任还

特别热爱旅游，有时旅行回来后，她还会再看看书里对旅行地的描述。"世界是神秘的，不论有没有去过，通过读书，我们都可以感知生活的美好和世界的美好，相比之下，生活中的烦恼也会显得微不足道。"

走路刷步数成了习惯

马主任是个很爱运动的人，年轻时经常打羽毛球，年纪大起来以后就开始走路。曾经，她给自己定了一个目标，每周抽一天时间步行上下班。

"上班已经很累了，加上公交车太挤，就想通过走路来调节调节。我家住在城西，家离医院来回 12 公里，从家里出发往市中心走，走过少年宫，可以看到很美的西湖，感觉很好。"

马主任每周总要抽三五天，晚饭后在小区里走上 45 分钟，"有七八千步吧"。

许多人喜欢在微信朋友圈里刷步数，马主任也不例外，打开手机，她每天的步数都保持在 12000 步左右。不过她并非为了运动排名，而是做公益。

"微信上有个公益项目，只要每天走路的步数超过了 10000 步，就可以折算成相应的善款捐出去，帮助有需要的人。最多的一天，我走了 18194 步，捐了 1.81 元。"马主任说，有了这个动力，每天她都会主动多走路，有时走累了，一看微信步数只有 8000 多步，她还会迈开腿继续走下去。

做菜多蒸煮少调料

虽然工作忙碌，但马主任很少进行药补，她说，最好的养生方式不如吃得健康。

"年纪轻的要多吃优质蛋白，年纪大的要吃得清淡。肉类中，四条腿的不如两条腿的，两条腿的不如没有腿的。打个比方，猪肉不如鸡肉，鸡肉不如鱼肉。多吃鱼，就能预防高脂血症和动脉粥样硬化。"马主任喜欢吃新鲜蔬菜和河鲜，烹调时也是蒸、煮较多，很少炒、炸。买条鱼回来，她喜欢放点盐或酱油清蒸一下。有时，她也会买来南瓜、芋头，蒸熟后蘸点酱油吃。

"腌制品盐分太高，我不会去吃；味精我也不放，因为它就是钠盐。"许多高血压、糖尿病、肾病患者只知道少吃盐，不知道味精也是盐分很高的作料。"味精又叫谷氨酸钠，因为含有钠，所以口感很鲜。我们在饭店里吃饭以后会感觉口渴，说白了就是味精放得太多的缘故。"

钠盐摄入多了，体内的水分潴留也多，对心血管的影响很大。正常人每天的钠盐摄入量应该不高于6克，但如果爱吃腌制品等，每天的钠盐摄入量可以达到8～10克，就会严重超标。盐分摄入过多可以造成心血管老化，而且这个过程是不可逆的。

"薯片、饮料等对人体都不好，年轻人尤其要少吃。"马主任说，在她的门诊中，有许多人20多岁就得了糖尿病、高血压、脂肪肝、痛风等代谢性疾病，这些疾病的发生与不良的生活方式密切相关。"我常和病人说，吃这些东西是要有'资本'的，既管不住嘴又迈不开腿，到了四五十岁，各种并发症就会找上门。"

肾炎患者别吃小龙虾

中国的慢性肾炎发病率为10.8%，其中很多人一开始并不知道自己患上了肾病。肾脏的血供非常丰富，感冒发热时，血液里的免疫复合物就会沉积在肾脏里，容易引起肾炎，因此我们要适量运动，增强体质。

对抗性运动并不适合肾炎患者，但可以试试慢跑、瑜伽、太极拳、游泳等有氧运动。饮食中一定要注意低盐，不要吃甲鱼等高蛋白食物。

许多人爱吃的小龙虾，烹饪时多用香辣调料，不适合肾炎患者吃。肾炎患者可以吃些牛奶、鸡蛋、鸭肉、鱼、虾等；海鲜中的嘌呤含量高，要少吃，葱、姜、蒜等辛辣刺激的食物也要少吃。

夏天养肾，要做到饮食均衡，可以吃些薏米、绿豆、山药粥。

有些人自认为肾虚，来我这里看病，但有时需要排除甲状腺功能异常或心理问题，只有排除这些问题后，才能进行中药调理。

少年时打下田径基础，
工作后用瑜伽、沙画修养身心

杭州市中医院有位『艺体美女』医生洪郁芝

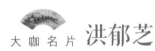

大咖名片 洪郁芝

杭州市中医院内分泌科主任、主任医师、硕士生导师，中华中医药学会糖尿病分会常务委员，浙江省中西医结合学会糖尿病分会副主任委员，杭州市内分泌肾脏病学会副主任委员。

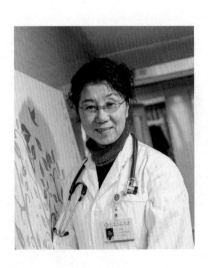

在杭州市中医院内分泌科有一位大咖，她14岁时就在全国少年跳远比赛中拿过名次，还曾被浙江省运动队挑中过，她就是科室当家人洪郁芝。她身材高挑，脸色红润，琴棋书画样样通，是医院里人人皆知的"艺体美女"。

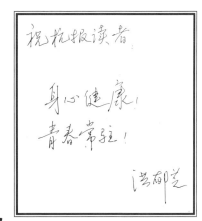

祝杭报读者

身心健康！

青春常驻！

洪郁芝

在全国少年跳远比赛中拿过名次

"小时候，我跳高、跳远都不错，这大概是天生的。"洪主任哈哈一笑说，她最喜欢弹跳类运动，每次上体育课时，她轻松一跳，成绩就能远超同学。因为有这个特长，体育老师挺看好她，平时课余也会带她参加训练。

学校、区、市、省里组织运动会，她从来不落下，基本上每次比赛都能取得好名次，"也许就是这样，才被教练盯上了"。

14岁时，为了参加全国少年跳远比赛，她专门到省体校训练了半年，还拿到了第五名的好成绩。正因为在这次比赛中取得了好成绩，省运动队的教练专门去了她家，希望她能加入。

"我家是医学世家，父母都觉得学医好，没有同意我去专门练体育。"洪主任说，她听从了父母的建议，几年后参加高考，考上了当时的东南大学医学院。

学医之路很辛苦，但她从没放弃体育这个爱好。因为田径基础好，她参加了大学排球队，打副攻，5年里，每天下课就训练，风雨无阻。洪主任说，当时她们学校在大学生运动会中总能包揽前三名，因为学校的体育氛围，她的运动习惯一直保持了下来。

每周一、三、五练瑜伽

工作以后因为特别忙碌，洪主任有些松懈了，"有一天，我发现自己胖起来了，就想着要重新运动起来"。

当时医院里每周一、三、五中午开了瑜伽课，洪主任就跟着上，还去外面的健身房办了健身卡。

为什么要练习瑜伽？洪主任说，这项运动好处多多，主要能提高身体的柔韧性和灵活性，年纪大起来不容易摔倒或骨折。"牵拉、上臂抬举等动作对维持脊柱的正常形态有好处，还有一些力量训练可以让腿部肌肉变得更有形。"

洪主任说，平时上班要看病、写病历，伏案久了很容易变驼背，做完1小时瑜伽，感觉腰背挺了许多，还有活血化瘀的功效。另外，练习瑜伽时还会冥想，可以让人放空，注意力更集中，把所有的烦恼事都忘掉。

除了工作日练习瑜伽外，一到双休日，洪主任就会去健身房运动，时下最流行的肚皮舞、民族舞她都会跳，跳完还上跑步机走走或慢跑。"我最大的感受是，跟着音乐运动，人也变美了。"

自学沙画、钢琴，以舒畅情志

在洪主任的手机里存着许多沙画作品，有山水，有人物，一问才知道，这些全是她自己画的。

"我从小就喜欢画画，最喜欢用铅笔临摹杂志里的卡通画。一次偶然的机会，和一位病人朋友一起报了沙画培训班。哈哈，班里都是孩子，只有我们两个大人。"说到为什么选择相对小众的沙画，洪主任说，以手作笔，以沙代墨，非常轻松随性，加上她在许多同学会和婚礼上看到别人用沙画来表现一个故事，觉得非常有意思，于是自己也想学。

"我还买了《沙画艺术》等书籍进行自学，别看沙画好像很难，其实7天左右就能入门。用沙子在沙盘上作画，变幻无穷，有国画的味道。你看我从8月份开始学，现在已经能画不少作品了。"洪主任说，画画是她很喜欢的事，做自己喜欢的事心情也非常愉悦，以后有了孙辈，还可以教教他们。

除了沙画以外，洪主任还特别喜欢音乐，特意买来钢琴，照着教材《拜厄》

自学；在单位里，她还参加了合唱团。在同事眼里，她是一个多才多艺的美女。

"其实我什么都会一点，什么都学得不深，我觉得，只有爱好广泛，生活才充实。"洪主任说，平时自己看的病人大多是内分泌问题，这多与情志不畅有关。心情不好可引起内分泌功能障碍，再逐渐演变成器质性疾病，培养爱好可以保持身心健康，身体才能真的好。

大咖口述 我不会特意吃海产品

我是内分泌科医生，现在最常见的内分泌疾病就是甲状腺疾病和糖尿病。如今甲状腺疾病在生二孩的女性中发病率很高，许多孕妇还有甲减的问题，殊不知，甲状腺功能对孕妇的健康、胎儿的发育非常重要。

甲减最典型的症状是怕冷、没精神、水肿，但它的亚临床症状不明显，而且对胎儿的影响非常大。甲减的女性本身就不容易怀孕，怀孕后也容易导致流产或胎停。

我建议生育期女性不要过多食用海带、紫菜等海藻类产品，因为这些食物中的碘含量是碘盐的 1000 多倍。平时，我自己也不会特意去买海产品吃。如果有甲状腺结节且增大很快的，最好去医院做个穿刺定性。

现在多囊卵巢综合征的发病率也很高，这与情绪紧张、压抑、挑食（偏好油腻、甜食）、熬夜等有关，熬夜可以伤肝、伤肾、伤脑，所以晚上 10～11 点睡觉最养生。如果工作忙做不到，最晚也要在 12 点以前上床睡觉。

养生大咖

要想长寿就要活得清虚静泰

养花种草打坐练字，

傅华洲把业余时间都留给精神修养

大咖名片 傅华洲

杭州市第一人民医院中医科主任、主任中医师、硕士生导师，杭州市第一人民医院集团杭州国医馆馆长、吴山国医馆馆长，国家药物临床试验基地杭州市第一人民医院中医肿瘤专业负责人，中华中医药学会综合性医院工作委员会常委、内科分会委员，浙江省中西医结合学会肿瘤专业委员会委员，杭州市中医药协会副会长、内科专业委员会和肿瘤专业委员会副主任委员。

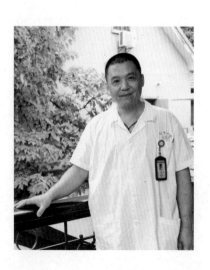

工作之外，回归田园生活，享受大自然的馈赠，这是一种幸福。来到杭州市第一人民医院中医科主任傅华洲家的后花园，顿时觉得他就是那个最幸福的人。

嵇康在《养生论》里主张"清虚静泰，少私寡欲"。除了工作时间以外，傅主任的所有时间几乎都用在了养花、种草、练字、打坐上。他说，在目前的物质生活和医疗环境下，人的寿命与遗传基因等有关，

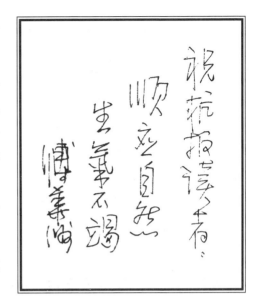

但也受到精神因素的影响，要想长寿，就要活得清虚静泰。这一切，也是从他88岁的老母亲身上学来的。

在300多平方米的院子里享受田园生活

"中医讲，禀赋在天，有道是天命难违。"与疾病打了一辈子交道，傅主任看得很透彻。人的生长期为20～25年，人的自然寿命预测应是生长期的5～7倍，即100～175岁，但许多人受到遗传、疾病、医疗条件等的影响，早早就去世了。

如今杭州人的人均期望寿命已经达到了80岁，但要健康地活着，除了预防疾病以外，更多的是追求精神健康。傅主任说，要想保持精神健康，首先要顺应自然。

傅主任早上7点到医院上班，晚上7点下班，每天工作12小时，要保持这样的状态，需要提高平时的作息效率。

"我经常凌晨一两点才睡，每晚只睡五六个小时，许多人还说我精力好，靠的就是保证睡眠质量。我能做到倒头就睡，甚至站着也能睡着，这和心态有很大的关系。"业余时间，傅主任只做与工作无关的事，下了班，很少把

工作带回家琢磨。

傅主任的家在九溪附近山上的一座公寓里，有个300多平方米的院子。每天回到家，他就会独自在院子里坐一坐，闻一闻花草香，享受一下微风拂面的感觉，特别舒适。

别人向往的田园生活，在这里都成了现实。他的院子里种着海棠、白兰花等花草，还有各种鸟类以及树蛙、乌龟、松鼠、蛇等动物出没，生态环境特别好。打理院子不够，傅主任有空还会去紧挨着院子的后山上砍柴、种树、遛狗，享受着园丁的乐趣。

要想长寿，别学田鼠学乌龟

在傅主任的门诊里有很多肿瘤病人。他说，30%～40%的肿瘤是由心理疾病引起的，平时焦虑、抑郁，就产生了共同的副作用——影响睡眠，增加消耗。

"吃不好，睡不好，代谢加快，人就会消瘦，就像蜡烛一直燃烧，提前耗尽。有研究说，略胖的人更长寿。"傅主任哈哈一笑说，要想长寿，就要学乌龟，千万别学田鼠，局促不安会导致心率增快，心率快即代谢快，寿命也会缩短，因此精神不健康会影响寿命。

"我接触过的长寿者都有强大的心理。"傅主任翻出了手机微信朋友圈说，他的许多老病人给他留下了深刻的印象。有位95岁的老奶奶，70岁时患上恶性淋巴瘤，做过化疗；80岁时又患上乳腺癌，做了手术切除；之后还做了髋关节置换手术。这样的打击，恐怕连年轻人都承受不了，但老人至今仍健康地活着，空了还会纳纳鞋底。每年夏天，她还会跟随家人去威海度假。

"她很乐观，从没为自己的病情担心，每次来医院复查都很坦然。她说，活到这个年纪已经够本了。"傅主任说，面对癌症，许多老病人的内心更强大。病房里还住着一位老干部，今年90多岁了，先后患上了喉癌、胃癌、大肠癌三种癌症，如今大肠癌伴不全肠梗阻，正在维持化疗，但老人非常乐观，带瘤生存了许多年。"每天看着形形色色的病人，我一眼就能分辨出是新病人还是老病人。新病人通常比较焦虑、固执，相比之下，老病人就安静、有耐心、宽容得多，这也是抗癌的第一要素。"

受母亲影响学习练字和打坐

傅主任平时要面对许多肿瘤病人，对于肿瘤，他比别人更有感触。

"我有肿瘤家族史，所以患肿瘤的概率也比一般人高。"傅主任说，他母亲的养生方式对他的影响很大。

"我母亲今年88岁，她以前是学药的，新中国成立初从浙医大药学系毕业，留校当了教师。她的几个姐妹都是因为恶性肿瘤去世的。她现在每天都要抄写《金刚经》，还坚持做家务、练气功。我母亲80岁开始学写毛笔字，几乎每天都要写一张小楷毛笔字，连我都望尘莫及，她如今的长寿源于良好的心态。"傅主任说，母亲的学识和修养弥补了一些性格上的缺陷。"她经常和我们开玩笑，她还说：'我在做一个生命课题，家里人都得过肿瘤，如果我能活到80多岁，你们就没有压力了。'"

平时，傅主任也像母亲一样，抽空练练毛笔字、学学打坐。早上醒来或者中午很累的时候，他都会用打坐来让思想放空，即进入一种似睡非睡的状态。这种方法可以快速缓解疲劳，对于焦虑发作时的效果也挺好。普通人感觉胸闷气急、情绪失控时，可以试试打坐，深呼吸，慢慢吐气，放松全身；也可以分散注意力，比如跑步、听音乐等。

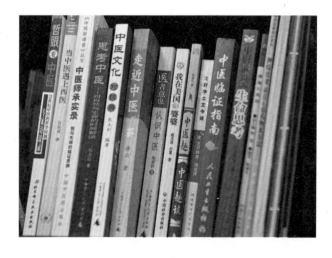

傅主任说，道家修炼内功如龟息法，由潜心、潜息到真定、出定；

佛教修炼讲的是开心、健康、觉悟、自立和超越，包括心性修炼、气脉修炼、生活修炼、空性修炼等，这些都能让人感悟到精神修养的重要性，做到"与天地如一"，则可以达到"生气不竭"。

大咖口述 蔬菜和高蛋白食物都要新鲜

如今肿瘤高发，保健品的宣传也越来越商业化。在人人喊着进补的时代，补品并非必需品，虫草、燕窝等的作用主要是改善生活品质，对疾病并无多大用处，经济拮据的老百姓真没必要吃。

平时要多吃新鲜蔬菜和蛋白质，腌过的鱼、肉，冰冻了很久的东西都要少吃。我鼓励大家多吃新鲜鱼类，因为鱼肉比猪肉等红肉来得更健康。

不新鲜的食物是致癌因素。曾有一个地区胃癌、食管癌高发，后来经专家研究发现，这个地区的居民常吃霉变食物，缺少维生素。经过干预后，这两类癌症的发病率明显下降。

在蔬果中，我最爱吃玉米，它的纤维素含量高，加上包裹得好，很少有农药。夏季，叶菜类的农药残余比较多，我一般不吃。平时的蔬菜，我基本上选择冬瓜、葫芦、丝瓜、南瓜等。

茶叶也是很好的抗癌食物，每天我都要泡上三四次，睡前也喝。明前茶太贵，我一般会买谷雨前后的茶，龙井、径山茶、普洱茶轮换着喝，口感也很好。

江南药王——胡庆余堂中药文化

在杭州古色古香的历史文化街区河坊街,一座高达12米的封火墙显得出类拔萃,墙上"胡庆余堂国药号"七个大字浑厚遒劲。享有"江南药王"美誉的胡庆余堂就坐落在这里。清同治年间,红顶商人胡雪岩在其事业鼎盛期自建而成,店名出自《周易》"积善之家,必有余庆"。

在中国的传统医药史上,老字号代代相传,但最有名的只有"两家半"。随着历史的演变,北京的同仁堂与广东的陈李济的古建筑以及老作坊行将消逝,唯独胡庆余堂穿越了140多年的动荡与沉浮,见证了岁月的峥嵘与荣枯,完好地保存着它的历史风貌,跟它传承的文化一起,成为我国第一批国家级非物质文化遗产。

古建筑群 | 艺术文化

文化发展的地域,很大程度上是文化的命脉所在,而完好的建筑保存,又实实在在地坐实了一种文化。胡庆余堂选址在大井巷吴山脚下,占地8亩,俯瞰之下宛若仙鹤,寓意"长寿";四周筑以"神农式"封火墙,墙顶两端又以节节攀高的马头墙阻隔视野,显外不显内,以避"泄财"之嫌;高墙内侧与斜面屋脊衔接,内接大小不一的天井,呈漏斗状,以使雨水内流,九九归一。石库门坐西朝东,"庆余堂"三个大字镶嵌其上,寓意"紫气东来"。

跨过青砖角叠的石库门楼,跳入眼帘的便是"进内交易"4个镏金大字,近看字字凹进,远看个个凸出;过"鹤首"拐角拾级而上,转入"鹤颈"长廊,右壁悬挂着38块金字丸药牌,其中34块都是著名的传统中成药,如外科六神丸、胡氏避瘟丹、安宫牛黄丸、人参再造丸、小儿回春丹等,牌上标明了各药的主治功能,顾客进门一看便知道各类药材和成药的用途;在长廊的尽头,就是气势恢宏的营业大厅,上书"药局"两字,这意味着胡庆余堂继承了南宋官方制药机构——太平惠民和剂药局。当年,胡雪

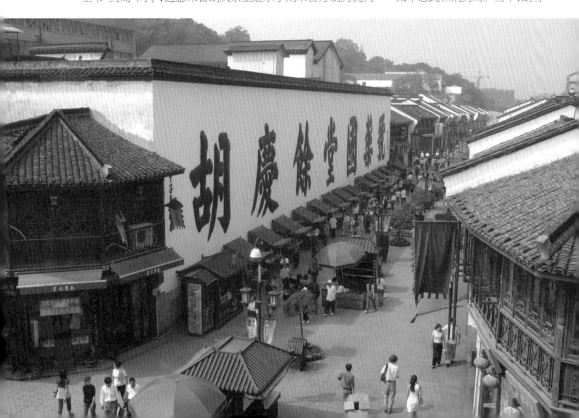

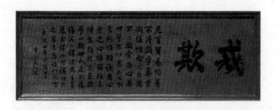

岩凭着红顶商人的特殊地位，经清政府的默许，才挂上这块全国绝无仅有的"药局"匾额。

大厅两旁高大的红木柜台，左侧为配方、参茸柜，右侧为成药柜，里壁的"百眼橱"上陈列着各种色彩殊异的瓷瓶和锡罐。名老中医坐堂门诊，俨然古风依旧，遗韵不减。"中药博物馆"由原先的制药作坊改建而成，当年作坊式的传统制药工场、生产工艺、炮制方法等都在这里得到定格和延续。

数易其主，几经变迁，胡庆余堂这座国内保存最为完好的晚清工商型古建筑群，以它独具韵味的优雅气度、别具匠心的艺术水准和悠久的历史价值，肩负起中医药文化的厚重，于1988年被列为全国重点文物保护单位，也成为目前我国行业内唯一一家"古建筑与中药文化"双双获得国家级桂冠的双国宝单位。

百年根基｜"戒欺"文化

在悠久的历史中，胡庆余堂沉淀的丰富独特的文化，可以说是中国传统商业文化之精华，也是胡庆余堂百年老店经久不衰的法宝之一，早在建店之初，"戒欺"便被奉为店训，自此奠定百年根基。

胡庆余堂以悬挂牌匾著称，其中大多朝外供顾客观赏，唯独一块挂在营业厅后，面对经理、账房间前，是给企业员工看的。这块匾就是由胡雪岩在光绪四年亲自书就的"戒欺"匾。

"戒欺"匾曰："凡百贸易均着不得欺字，药业关系性命尤为万不可欺。余存心济世，誓不以劣品弋取厚利，惟愿诸君心余之心。采办务真，修制务精，不至欺予以欺世人，是则造福冥冥……"

"采办务真，修制务精"，这"真"，指的是入药的药材一定要"真"，除了"真"，还力求"道地"。驴皮是山东濮县的好，山药、黄芪、金银花淮河流域最佳，当归、党参非川贵的不入，采购龟板去汉阳，置办人参、鹿茸得走关外。从源头上抓好药品质量，是老祖宗定下的规矩，多少年来祖祖辈辈丝毫不敢怠慢。一个"真"，换得百年的信誉，换的是代代相传的信任。

山参名贵，一克的分量就可能差上好几百块钱。为了保持干燥，最早胡庆余堂不惜成本，以石灰铺垫用以防止还潮，这在全国都是绝无仅有的。虽然如今用上了更高级的干燥设备，但百年老店秤头足、童叟无欺的好口碑，让许多老杭州买参认准了胡庆余堂这一块招牌。

胡雪岩还把"顾客乃养命之源"写入店规，教育员工把顾客当作衣食父母，为精心炼制一味"局方紫雪丹"，不惜血本请来能工巧匠，用真金白银铸成一套金铲银锅，而今，金铲银锅被列为国家一级文物，有"中华药业第一国宝"之誉。

"修合无人见，诚心有天知"——这是胡庆余堂内的一副对联，恰好也是对"戒欺"的诠释。"戒欺"文化成就了"江南药王"，更超越了中医药范畴，成为中国打造"诚信"企业的历史回响。

炮制技艺｜传统手工艺文化

胡庆余堂初创期，收集了散落在民间的验方、秘方，研制成胡庆余堂特有的中成药。为了使口头相传的技能得以保护和传承，当时的员工用毛笔将这些"中药处方和工艺"手写成文，尊为"堂簿"。1960年，由胡庆余堂起草将中成药的传统处方和炮制工艺汇编成册，以浙江省卫生厅的名义出版，作为全省中药行业的制药规范。

中成药制作十分注重炮制，而炮制技能恰是中药之精华所在。坊间早有"炮制不严而药性不准"之说。胡庆余堂历来讲究遵古炮制，凡学徒进门头3年，必先经过学"炮制"这一关。如麻黄要去节、莲子要去心、肉桂要刮皮、五倍子要去毛等，已列为制作规矩。炮制分为修制、水制、火制和水火共制四大方法。具体来说，修制又可以分为纯净、粉碎、切制；水制可分为润、漂、水飞等；火制又有炙、烫、煅、煨之分；而水火共制又有煮、蒸、炖之异。虽然练会每个步骤不难，但要练精，每一分功夫都得实实在在地花下大把的时间。

制膏方、吊蜡壳、泛丸药、切药材……这些中药制剂的传统技能，经过一代代技艺精湛的药工之手，在胡庆余堂的特定空间中，一脉相承地延续了下来。

140多年前，百姓身着长衫在此寻医；百年后，胡庆余堂依然药香扑鼻，顾客盈门。以"戒欺"文化为根基，几代才俊寂寞坚守，终铸就胡庆余堂历久弥新、弥固、弥坚的金字招牌。在信念与岁月构成的坐标系上，"江南药王"画出了悠扬弧线，并不断在既定的征程上再出发，以获超越生命年轮的青春岁月。